手与上肢重建
手术决策与技术

Reconstructive Surgery of the Hand
and Upper Extremity

编著

Günter Germann | Randolph Sherman | L. Scott Levin

主译

张文龙 | 章一新 | 刘　波 | 邱咏证

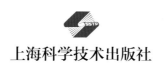

上海科学技术出版社

图书在版编目（CIP）数据

手与上肢重建手术决策与技术 ／（德）甘特·格尔曼
编著；张文龙等主译. -- 上海：上海科学技术出版社，
2021.9
　书名原文：Reconstructive Surgery of the Hand
and Upper Extremity
　ISBN 978-7-5478-5432-7

　Ⅰ．①手⋯　Ⅱ．①甘⋯　②张⋯　Ⅲ．①手—外科手术
②上肢—外科手术　Ⅳ．①R658.2

　中国版本图书馆CIP数据核字(2021)第177678号

Copyright © 2018 of the original English language edition by Thieme Medical Publishers,
Inc., New York, USA
Original title:
Reconstructive Surgery of the Hand and Upper Extremity
by Günter Germann / Randolph Sherman / L. Scott Levin
Illustrators: Amanda Tomasikiewicz, Andrea Hines, Karin Arns-Germann

上海市版权局著作权合同登记号　图字：09-2019-613 号

封面图片由译者提供

手与上肢重建手术决策与技术
编著　Günter Germann　Randolph Sherman　L. Scott Levin
主译　张文龙　章一新　刘　波　邱咏证

上海世纪出版（集团）有限公司
上 海 科 学 技 术 出 版 社　出版、发行
（上海钦州南路 71 号　邮政编码 200235　www.sstp.cn）
浙江新华印刷技术有限公司印刷
开本 889×1194　1/16　印张 19.5
字数 550 千字
2021 年 9 月第 1 版　2021 年 9 月第 1 次印刷
ISBN 978-7-5478-5432-7/R·2369
定价：198.00 元

本书如有缺页、错装或坏损等严重质量问题，
请向承印厂联系调换

内容提要

手是人体重要的功能器官，一旦出现损伤，则会影响患者的日常生活和工作。手与上肢形态和功能恢复是重建手术的最终目标。随着技术和理念的不断更新、发展，手与上肢重建的手术方法也在不断更新。

本书原著由三位修复重建外科领域的国际知名专家联合编写完成，对手与上肢创伤后修复的临床常见问题如何决策和处理进行了梳理和总结，内容包括创伤处理、修复技术、常见皮瓣的使用以及各类并发症防治和康复等方面。

本书提供了大量精练而又全面的治疗流程图，并附有经典的临床案例，辅以精美的操作示意图和真实的手术效果图，为手与上肢重建问题提供了综合解决方案。本书极具实用价值和指导意义，适合手外科、整形与修复重建外科及骨科医生阅读与参考。

致　谢

感谢 Karin Arns-Germann，多年来他制作的精美插图，使我的演讲更加精彩。感谢我孩子 Tina、Anna 和 Jonas，以及 Ulli，他们的爱、鼓励和支持，是我灵感的源泉。

——Günter Germann

感谢 Martha 和 Max，你们是我生命中不可替代的两个人。

——Randolph Sherman

感谢我的孩子 Celia 和 Ben，以及我的妻子 Helga，我代表我的患者和我的职业感谢你们的爱、支持和付出。

——L. Scott Levin

译者名单

主　　译　张文龙　章一新　刘　波　邱咏证

副 主 译　李　卫　郑有卯　冯　光　聂广辰

翻译秘书　方　杰　孙文弢　董　亮

译　　者　（按姓氏拼音排序）

白辉凯　河南省人民医院

陈永华　重庆陆军特色医学中心创伤外科

董　亮　天津市第一中心医院

方　杰　徐州仁慈医院

冯　光　中国人民解放军总医院第四医学中心

黄建新　天津市宝坻区人民医院

李　卫　哈尔滨市第一医院

栗鹏程　北京积水潭医院

刘　波　北京积水潭医院

刘育杰　中国人民解放军海军第九七一医院

罗旭超　西南医科大学附属中医医院

聂广辰　哈尔滨市第五医院

邱咏证　中国医药大学附设医院

沈小芳　苏州大学附属儿童医院

孙文弢　衡水市人民医院

田　林　重庆长城医院

相大勇　南方医科大学南方医院

殷耀斌　北京积水潭医院

张净宇　天津市天津医院

张文龙　天津市人民医院

章一新　上海交通大学医学院附属第九人民医院

郑有卯　浙江省台州医院

周　彤　唐山市第二医院

作者名单

编著

Günter Germann, MD, PhD

Professor of Plastic and Hand Surgery,

University of Heidelberg;

Medical Director, ETHIANUM Clinic Heidelberg,

Heidelberg, Germany

Randolph Sherman, MD

Vice-Chair of the Department of Surgery,

Cedars-Sinai Medical Center;

and Professor of Clinical Surgery,

Keck School of Medicine,

University of Southern California, Los Angeles,

California, USA

L. Scott Levin, MD, FACS

Paul B. Magnuson Professor of Bone

and Joint Surgery and Chairman

of the Department of Orthopaedic Surgery;

Professor of Surgery (Plastic Surgery),

University of Pennsylvania School of Medicine, Philadelphia,

Pennsylvania, USA

绘图

Amanda Tomasikiewicz

中文版前言

　　手是生物进化的产物，是人类改造世界的工具。手与上肢在工作和生活中受到各种损伤的概率很高，解剖结构的重建和运动、感觉功能的恢复是此类损伤修复的最终目标。关于手与上肢修复重建的专著不少，而本书具有独特的实用价值。

　　本书的三位作者在上肢重建领域是公认的世界级专家，在修复重建外科领域有着丰富的临床经验。他们汇集了这些宝贵的经验，提供了一个极为详细的治疗决策流程，内容涉及几乎所有类型的上肢损伤的修复重建。本书不仅提供了各种术式推荐，同时也是一部精美、实用的手术图谱。本书言简意赅、重点突出，强调实用性和可复制性，是一本临床必备工具书。

　　很荣幸能够组织国内手与上肢修复重建外科富有经验的中、青年专家共同翻译这本专著。本书通过大量流程图、手术示意图和手术病例图片，清晰阐释了几乎所有上肢损伤的治疗策略、方案抉择、手术步骤等，尤其是对手与上肢常用的近 30 个皮瓣进行了图文并茂的讲解和展示。一系列精美的手术示意图，让读者可以一目了然，豁然开朗！相信这本书一定可以帮助你更快捷、更高效地解决临床工作中的棘手问题。

张文龙

2021 年 7 月 18 日

英文版序一

很荣幸能为本书撰写序言。这三位作者是我的好友和同事，也是重建外科领域真正的世界级专家，在上肢重建领域有极为丰富的经验——本书正是这些经验的凝集，是此领域的优秀作品。本书特别适用于刚开始职业生涯的重建外科医生，它提供了一个极为全面的大纲，几乎可以应对任何类型的上肢重建问题，并为这些问题的处理提供了几乎所有合理的选择；同时它也是一部优秀的手与上肢皮瓣重建的图谱。本书的重点放在了首次重建问题上，但也包括再次重建的选择；此外，还包括了康复方案的选择以及复杂的骨折分型系统。本书为手与上肢重建提供了综合的方案，可为每个参阅的外科医生提供帮助。衷心向作者表示祝贺。

William C. Pederson, MD, FACS

Head, Hand and Microsurgery

Texas Children's Hospital

Samuel Stal Professor of Plastic Surgery

Professor of Surgery, Orthopaedic Surgery, Neurosurgery, and Pediatrics

Baylor College of Medicine

Houston, Texas, USA

英文版序二

　　形态和功能的恢复是手外科医生的最终目标，可以通过遵循已确立的手术原则达到，但这些手术原则必须被不断地质疑、澄清、制订、完善，并且定期进行重新评估。无论是简单的还是复杂的手部创伤治疗问题，对年轻的外科医生来说都是一个不小的挑战，就像专科医师的考试，每年的问题都是一样的，改变的只有答案。临床信息纷杂无序，治疗效果是不确定的，新的解决方案是诱人的，短期和长期的预后往往是矛盾的。没有经验或经验不足的上肢重建外科医生从何入手？

　　大多数创伤性手部疾病都需要基于原则进行彻底的体格检查、解剖学考量、合理的判断和持续护理。回顾他们在临床一线 40 多年的职业生涯，Günter Germann、Randy Sherman 和 L. Scott Levin 将其作为创伤性手外科医生的共识提炼为一套独特、全面的流程，以清晰、简洁的方式呈现常见上肢损伤的治疗步骤。这种方法可以帮助年轻的医生根据患者需求和治疗目标来制订治疗方案，实施适当的手术，并使患者康复。本书实用、全面、条理清晰、易读，使得决策过程更容易，特别适合那些在半夜遇到难题的人，或者那些在得不到专业培训和帮助的地区工作的人。除此之外，分型的总结、骨折的插图和常见临床场景的总结可给所有外科医生快速参考。

　　在经修订后，本书已经成为了一本实用指南，供年轻的普通外科、骨科、整形外科、手外科医生以及所有在培医生阅读和参考。本书已成为年轻手外科住院医师的必备参考书，而经验丰富的医生错过本书也将留下遗憾。本书极富实用价值，特别是在治疗策略、常用皮瓣的误区和防范以及临床病例方面；同时，它全面整合了骨骼、血管、神经和软组织的重建方法，并着重介绍了全厚植皮、早期重建和系统的康复方案。在早期评估和手术决策中，本书将帮助外科医生决定是否应该截肢、保肢，或有策略地分期治疗患肢，以达到最佳的功能和美学效果。

　　年轻一代的医学生和外科医生对这种诊疗流程图的形式更为熟悉，因为他们的大部分准备工作都是从谷歌搜索开始，然后通过下拉菜单进行浏览。本书将向他们阐明是否应该选择抢救和（或）选择重建，并结合全面的解剖知识，帮助他们做出更明智的决定。

　　僵化的二元思维和策略可能导致过度简化和遗漏替代方案。本书中提出的每一个策略可能都是有争议的。然而，本书可以通过不同的角度，介绍不同的治疗方法，并引出争议，讨论为什么某位患者在某种情况下选择某种特定的治疗方案可能是最好的。这可能会促使外科医生在做出决策之前慎重考虑手术和非手术治疗的选择。本书将成为手外科著作中不可或缺的宝石。

Joe Upton, MD

Hand Surgeon, Plastic and Reconstructive Surgeon
Boston Children's Hospital, Boston Shriners Hospital, Beth Israel Deaconess Hospital
Professor of Surgery, Harvard Medical School
Boston, Massachusetts

英文版前言

为什么三位资深的外科医生要修订一本 15 年前出版的书呢？

现在的医学培养模式与医疗服务方式在不断进步，我们相信本书可以为医学生、住院医师和刚刚踏上岗位的同道提供一些有价值的参考，使他们面对具有挑战性的临床病例时能够做好准备。

20 年前我们就开始致力于为上肢重建手术的临床问题寻找一套系统的解决办法。几十年来我们的思维方式和教学理念一直受"是"或"否"式的解决方案所影响，而我们的解决方案正是将一个复杂的问题按次序分解为一个个连续的步骤。治疗方案要根据患者的病情、可利用的医疗资源和医生的专业技术水平等具体情况制订。

当出版社问我们是否愿意更新和改进这本书时，我们毫不犹豫地接受了这个建议。本书的每一个章节都经过了彻底的批判性的分析与修改。本次修订加入了先进的技术理念，剔除了陈旧落后的内容。同时，为了使读者能够更好地学习手术步骤的技术要点，我们也对插图进行了修订。

如上所述，这次修订成功地将欧洲和北美的重建理念、概念和治疗方法结合起来，汇聚成此书。我们希望本书能够为致力于上肢功能重建工作的同道们提供一些帮助。

出版背景

手是自然界中最非凡的工具之一。力量、动态稳定性和精确运动的结合为手部提供了完成上肢工作的能力。尽管在假肢、定向肌肉神经移植和带血管蒂的复合异体移植方面取得了进展，但保留和重建手部仍然是重建外科医生的手术目标。

手部手术是一种功能性修复手术。手是我们与环境接触最重要的工具之一，它具有许多重要的功能，如认知辨别、触觉感知以及传递和接收情感信号。手是视觉障碍者的眼、听觉障碍者的耳、语言障碍者的嘴。很久以前，一个人的品德曾被认为与一个人的手的大小、形状和外观有关。盖伦认为手是人类测量的工具，是人类灵魂的镜像。查尔斯·贝尔分析了手与心灵的关系。中世纪的僧侣用他们的手指作为数学计算的辅助工具。发展到"数字时代"，手被用来敲键盘上的按钮，操作鼠标，或使用手机。

吉·福切尔是著名的手外科医生和作家，他曾说过："手部手术也是审美手术。"想要理解这句话的含义，就必须意识到脸和手通常是西方文明中人与人相互交流接触的仅有部分，除了天热时人们穿着休闲使得身体其他部位变得可见以外。如果仔细观察手部受伤的人，就会发现，这些患者中的大多数都试图隐藏他们受伤的手。

在这种情况下，可能会有一些患者因职业需要经常与公众接触而出现心理障碍。重建这一复杂的生物力学工具的目标是恢复其外观、功能和触觉感知，以提高患者总体福祉，帮助他们重返工作和日常生活。

具体方案和总体策略取决于许多变量，而这些变量是随着外科医生经验的增加而不断变化的，复杂的决策过程必须纳入这些变量，比较和评价所有影响结果的因素。

重建过程应根据患者的个人需要进行调整。例如，对于不同的伤口和损伤仅应用一种覆盖技术可能导致解决方案不符合患者的需要。"一技治疗所有疾病"的原则在手与上肢重建中几乎不适用。重建外科医生的主要目标应该是用尽可能相似的组织实现功能重建，从而保留或恢复手部美学，使患者尽快恢复日常活动。

本书将阐述作者在多年临床实践中制订的决策过程，使用流程图的形式以求最清晰的呈现。但本书并非包罗万象，总会有一些例外的临床情况。

如何使用这本书

面对手与上肢错综复杂的问题就如同身处迷宫，而本书正是指引我们做出决策的向导。特定的损伤和临床情况可以通过流程图得出特定的处理方法。这些流程图构成了本书的核心，它们就像一张地图，引导重建外科医生从起点走向目的地。

书中的其他信息是为支持您使用流程图而设计的。

通过理解我们如何突出显示每幅图的某些部分，流程图的效用将最大化。流程图中对于关键信息的突显处理将贯穿全书，总结如下：

- 浅蓝色的方框包含用于决策的不同参数，包括解剖学上的区分点，或作为导航辅助的补充信息。

- 深蓝色的方框提供额外的解释、治疗方案或指南。

- 红色的方框包含警告、预防措施或陷阱。

- 橙色的方框强调特定的临床路径，包括决策、指南、警告和路径选择的考虑因素。

目　录

第 6 部分　康复方案

第 1 部分

基本原则
General Principles

1
上肢重建的一般原则

在过去的 50 年中，与创伤、肿瘤和脓毒血症相关的上肢重建手术有了显著的发展。显微外科技术的引入——包括各种各样的新型皮瓣，功能性的肌肉游离移植，神经导管，运动神经移植和同种异体移植，甚至手部移植——补充了大量复杂的治疗概念，现在还包括带血管的复合组织异体移植。这些新的技术大大增加了外科重建医生手术方案的选择。

目前结合早期功能康复的治疗原则代表着治疗理念的重大进步。以往的上肢重建方案非常有限，并且为连续性治疗，包括多个分期的干预：简单地覆盖创面，功能重建需在后期病情稳定后考虑进行。而近期外科医生证实了对缺损进行"一期"多相重建的有效性，手术方案为早期通过包含皮肤、肌腱、神经、血管和带血管蒂骨移植的复合组织瓣的精准定制，对缺损进行彻底的、有效的修复。

如今，重建手术方案可能在最初的手术探查中执行（如再植手术过程中）或经过"二期探查"待伤口最终闭合后进行。在最初的损伤修复阶段进行有效的重建可节省时间，缩短损伤后的失能时间，并允许早期康复，因此可获得最大的功能效果。

这种综合治疗策略减少了医院的总体支出，加快了患者的康复和重回家庭、工作和社会的步伐。越来越多的文献表明初期重建具有很好的成本效益。这种方法缩短了残障的时间，降低了治疗的费用。

二期重建通常用于修复可能导致肢体挛缩和功能障碍的瘢痕组织上。在等待二期重建过程中，尽管外科医生尽了最大的努力，也不可能总是保证患者的关节和软组织在被动功能练习时的活动性。这种拖延不可避免地导致了不尽满意的结果和进一步的残障。

我们的最终治疗目标必须是迅速而明确地恢复损伤上肢的最佳形态和功能。通过实施最新的技术达到骨稳定，恢复关节的对合关系，修复肌腱运动单元，并通过这些快速的修复，配合美学导向的软组织修复，我们的患者将重回日常生活与工作岗位。

治疗目标

在整个上肢重建过程中，患者照顾和治疗的目标如下：

- 保肢
- 保存和恢复功能
- 纠正已存在的缺损（如：肿瘤或外伤后）
- 最佳的美学外观
- 重新融入社会和工作
- 合理的治疗成本

受伤后，选择具体的治疗方案和首选的重建步骤是基于深入分析的，包括以下考虑：

- 患者临床状况评估
- 相关的医疗资料和人口统计学特征
- 伤口评估，包括组织缺损和功能损伤
- 损伤分类作为治疗的参考依据

遵守这些准则会带来标准化的治疗方案，其具有足够的灵活性来为每个患者和每个损伤选择最佳的手术步骤。上肢应被认为是一个高度整合和多维的功能器官。手和手臂是我们作为人类与世界、和彼此进行身体互动的主要渠道。这些肢体的皮肤、肌腱、肌肉、神经、关节和骨骼不应该被认为是孤立的结构；相反，它们必须被视为高度复杂的、经过精心校准的、相互协同作用的机械化部件。因此，解决这些复杂缺陷的重建步骤不应被视为修复孤立结构；它们代表了一个精心策划的用于重建手部和上肢功能的重新分配的过程。

以下各章为上肢重建提供了一个全面而详细的路线图。它们将提供定义、分类、指南、流程和步骤。这些章节的目的是为外科医学生和上肢外科医生提供一个为他们的患者取得最好的治疗结果的参考蓝图及框架。

（张净宇　译，周彤　审校）

2
评估和管理策略

创伤伤口评估需在患者到达急诊室后马上进行。当患者病情允许时，应该进行手术探查。在适当的清创术后，如果病情允许，需行主要结构的修复。

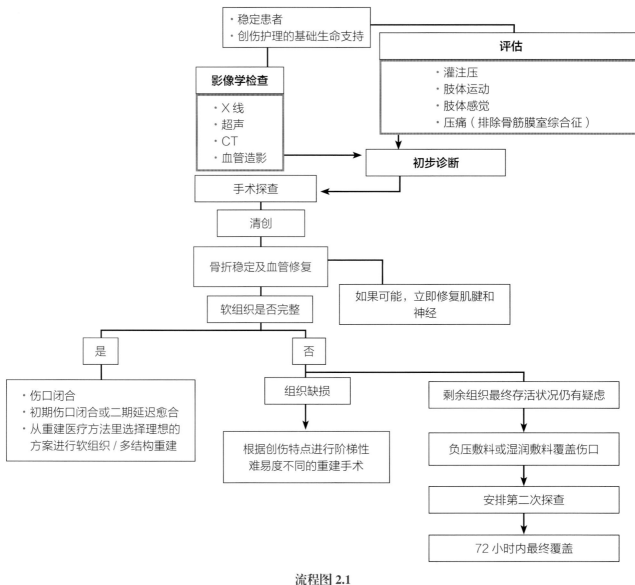

患者入院

- 稳定患者
- 创伤护理的基础生命支持

评估
- 灌注压
- 肢体运动
- 肢体感觉
- 压痛（排除骨筋膜室综合征）

影像学检查
- X 线
- 超声
- CT
- 血管造影

初步诊断

手术探查

清创

骨折稳定及血管修复

如果可能，立即修复肌腱和神经

软组织是否完整

是

否

- 伤口闭合
- 初期伤口闭合或二期延迟愈合
- 从重建医疗方法里选择理想的方案进行软组织/多结构重建

组织缺损

根据创伤特点进行阶梯性难易度不同的重建手术

剩余组织最终存活状况仍有疑虑

负压敷料或湿润敷料覆盖伤口

安排第二次探查

72 小时内最终覆盖

流程图 2.1

| 决策过程中的考虑因素 | 其他治疗选项或指引 | 警告、预防措施或陷阱 | 特别要强调的点 |

在第一次手术探查中，所有不能存活的组织都被清除。首先必须稳定骨骼，如果肢体无血运，必须重建血运。如果长时间的缺血已经发生或预计将会发生，则应考虑血管分流手术重建血运。如果可能，重要的结构，如血管、神经、肌腱和骨骼应该首先修复。根据创伤机制、患者的情况和可做的选择，首选一期闭合伤口。如果对留在伤口里组织的生存能力有任何怀疑，伤口应该外用盐水敷料或负压装置覆盖，保持48~72小时内伤口的湿润环境。第二次探查应安排在24~48小时内进行。

在第二次手术时，应进行最终的软组织覆盖。在极少数情况下（如挤压、撕脱、烧伤或电损伤后），这种"二次探查"可能不能充分确定组织的生存能力，当这种情况发生时，延迟闭合是首选，以保证彻底的清创。

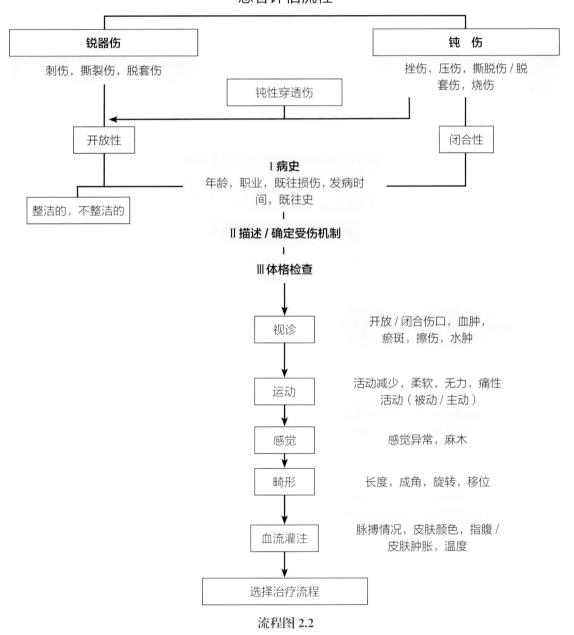

流程图 2.2

| 决策过程中的考虑因素 | 其他治疗选项或指引 | 警告、预防措施或陷阱 | 特别要强调的点 |

水肿评估

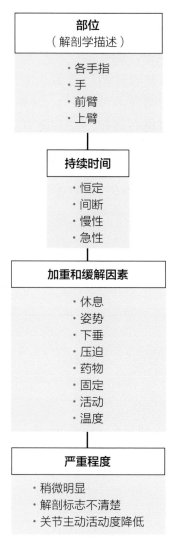

流程图 2.3

疼痛评估

类型

- 刺痛
- 钝痛
- 电痛
- 放射痛
- 烧灼痛

位置

- 手指，手掌，前臂，上臂
- 掌侧，背侧
- 明确，弥散
- 表面，深部

持续时间

- 恒定
- 间断
- 慢性
- 急性

发作

损伤，运动，休息时自发

加重和缓解因素

- 休息
- 姿势
- 下垂
- 压迫
- 药物
- 寒冷（如雷诺病或血管球瘤）

严重程度

视觉模拟评分：
- 0= 不痛
- 10= 最严重的疼痛

流程图 2.4

（张净宇　译，周彤　审校）

| 决策过程中的考虑因素 | 其他治疗选项或指引 | 警告、预防措施或陷阱 | ☐ 特别要强调的点 |

3
临床检查

在获得患者详细的病史后，对上肢进行仔细的体格检查是必不可少的，以便做出诊断并制订治疗计划。尽管用于患者影像学检查的技术不断发展，体格检查对医生为患者做出恰当的评估和治疗仍至关重要。

体格检查方法，包括徒手肌肉检查、感觉测试和刺激动作，可以帮助明确上肢病症。在做出每一个患者最优化的临床决策前应进行完善的检查。

在检查手部时应包括以下点：

- 皮肤
- 血管，颜色，指腹和再灌注
- 神经：两点辨别觉，尖锐和迟钝
- 肌腱运动：孤立（外在和内在）
- 骨和关节：触诊，运动和疼痛
- 韧带
- 指甲
- Finkelstein 试验：腱鞘炎疾病
- Tinel 试验：神经刺激和再生
- Phalen 试验：正中神经压迫
- Froment 试验：尺神经麻痹
- "OK" 征：骨间前神经麻痹
- Hitchhiker 征：骨间后神经麻痹
- Allen 试验：血管完整性
- "Grind" 试验：拇指基底关节和关节炎
- Watson 试验：舟月不稳定
- 蚓状肌张力试验：内在肌
- 屈肌腱
- Bunnell 试验：内在肌张力强度

（张净宇　译，周彤　审校）

4
治疗和处理原则

一般策略

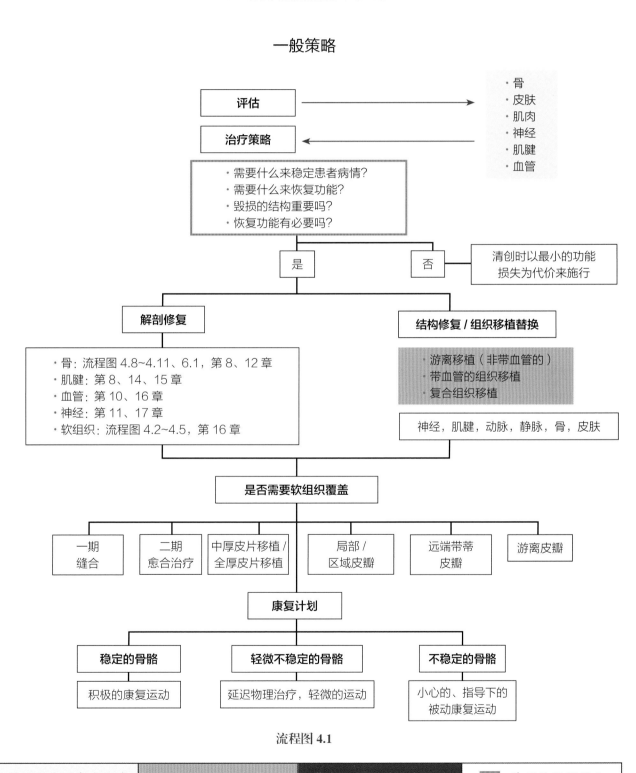

流程图 4.1

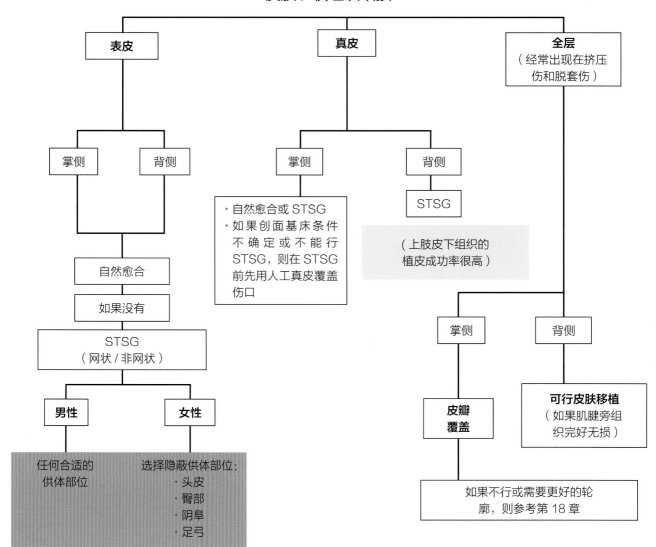

流程图 4.2

STSG：split-thickness skin graft，中厚皮片移植。

| 决策过程中的考虑因素 | 其他治疗选项或指引 | 警告、预防措施或陷阱 | 特别要强调的点 |

皮肤、软组织闭合损伤

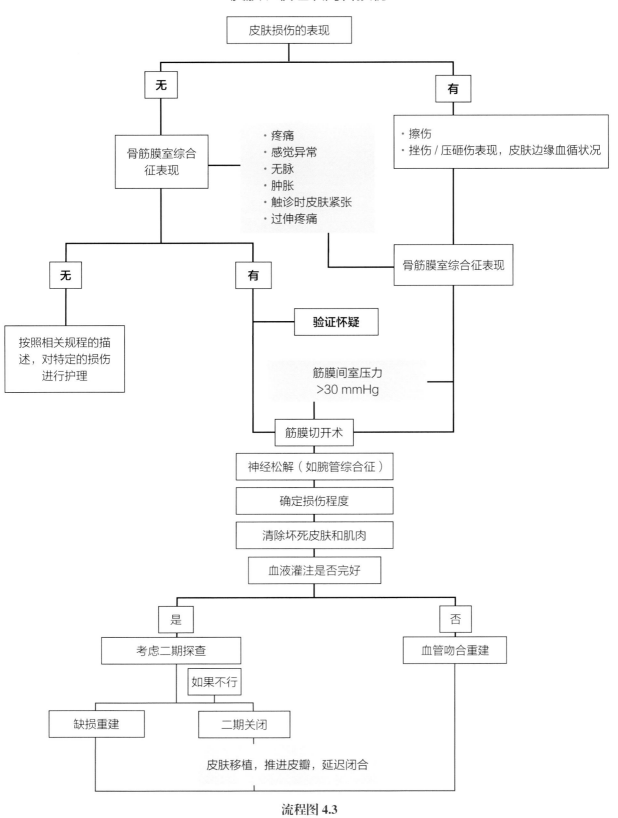

流程图 4.3

| 决策过程中的考虑因素 | 其他治疗选项或指引 | 警告、预防措施或陷阱 | □　特别要强调的点 |

皮肤、软组织开放损伤

```
            ┌──────────────┴──────────────┐
     ┌────────────┐                 ┌────────────┐
     │  组织缺损   │                 │  无组织缺损  │
     └────────────┘                 └────────────┘
```

组织缺损
- 线性切割伤
- 圆锯损伤
- 链锯损伤

无组织缺损
切伤（如玻璃，刀片）

损伤深度

深	**表浅**
	·真皮层
	·表皮层

全层

无深层损伤

X 线

异物存留　　　　　无异物存留

如难以完成，颗粒异物和玻璃碎片可留于体内

清创术

·肌腱
·神经
·血管
·骨

功能结构是否损伤

是　　　　　否

伤口缝合

孤立结构　　　　　多重结构 - - - - → **"意大利面样腕"** **不完全离断**

结构修复方案

警告！只有在探查过程中才能确定损伤程度

流程图 4.4

| 决策过程中的考虑因素 | 其他治疗选项或指引 | 警告、预防措施或陷阱 | 　特别要强调的点 |

钝器伤

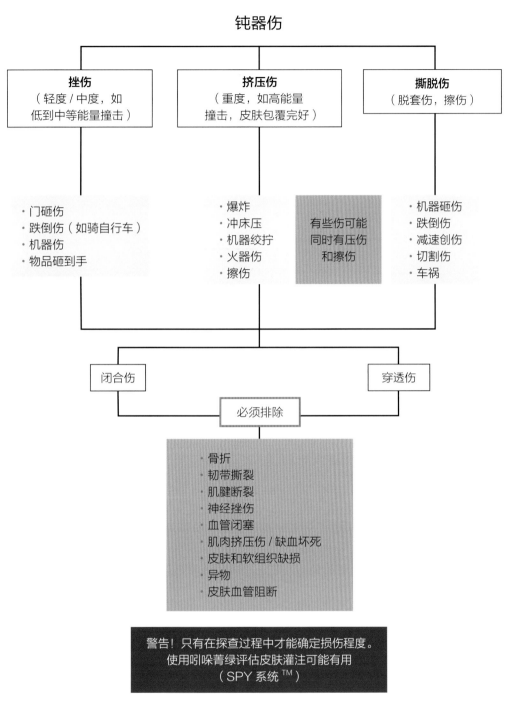

流程图 4.5

| 决策过程中的考虑因素 | 其他治疗选项或指引 | 警告、预防措施或陷阱 | 特别要强调的点 |

热烧伤

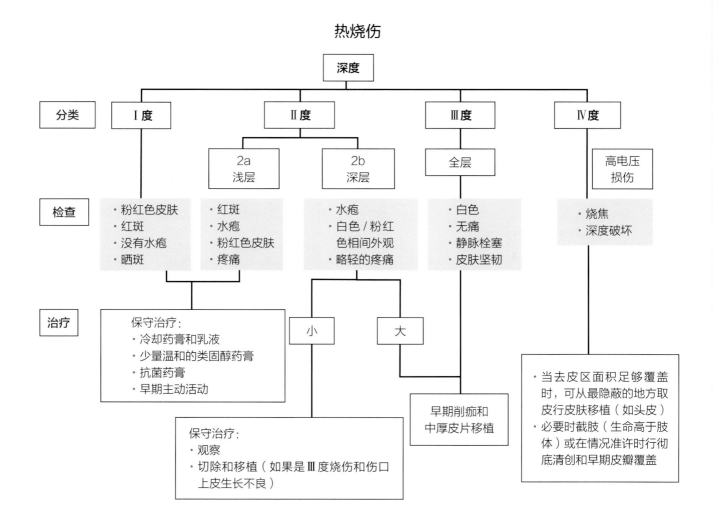

流程图 4.6

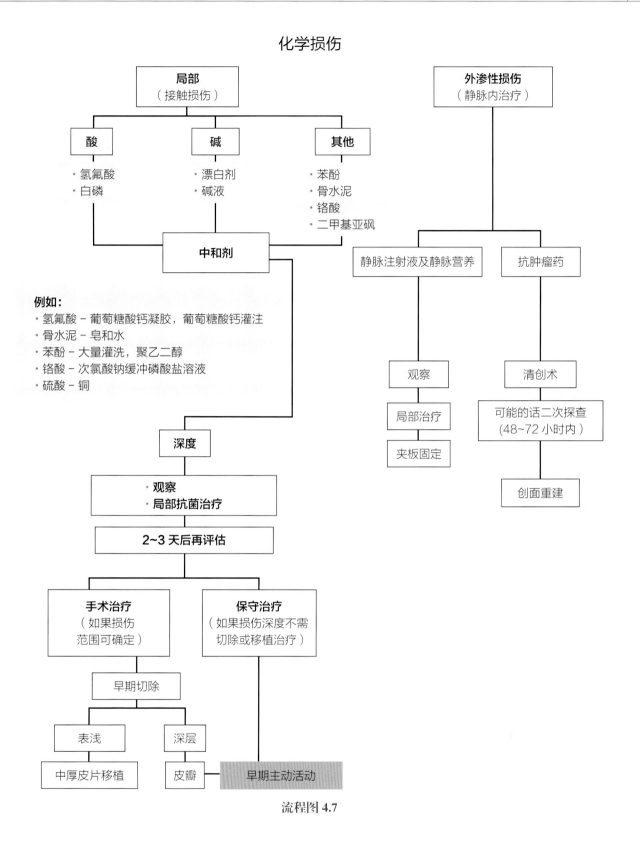

流程图 4.7

| 决策过程中的考虑因素 | 其他治疗选项或指引 | 警告、预防措施或陷阱 | □ 特别要强调的点 |

开放骨折的处理

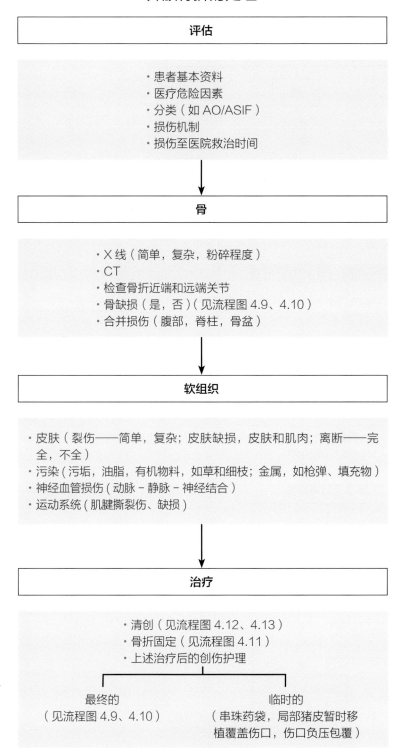

评估

- 患者基本资料
- 医疗危险因素
- 分类（如 AO/ASIF）
- 损伤机制
- 损伤至医院救治时间

骨

- X 线（简单，复杂，粉碎程度）
- CT
- 检查骨折近端和远端关节
- 骨缺损（是，否）（见流程图 4.9、4.10）
- 合并损伤（腹部，脊柱，骨盆）

软组织

- 皮肤（裂伤——简单，复杂；皮肤缺损，皮肤和肌肉；离断——完全，不全）
- 污染（污垢，油脂，有机物料，如草和细枝；金属，如枪弹、填充物）
- 神经血管损伤（动脉－静脉－神经结合）
- 运动系统（肌腱撕裂伤、缺损）

治疗

- 清创（见流程图 4.12、4.13）
- 骨折固定（见流程图 4.11）
- 上述治疗后的创伤护理

最终的　　　　　　　　　临时的
（见流程图 4.9、4.10）　（串珠药袋，局部猪皮暂时移
　　　　　　　　　　　　　植覆盖伤口，伤口负压包覆）

流程图 4.8

| 决策过程中的考虑因素 | 其他治疗选项或指引 | 警告、预防措施或陷阱 | 特别要强调的点 |

骨 折

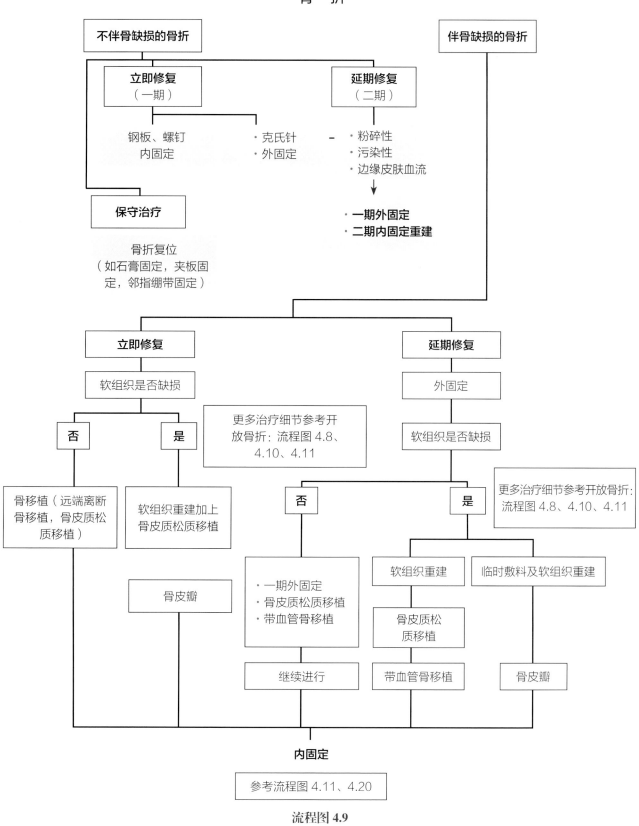

流程图 **4.9**

| 决策过程中的考虑因素 | 其他治疗选项或指引 | 警告、预防措施或陷阱 | □ 特别要强调的点 |

合并软组织受累的骨折的处理

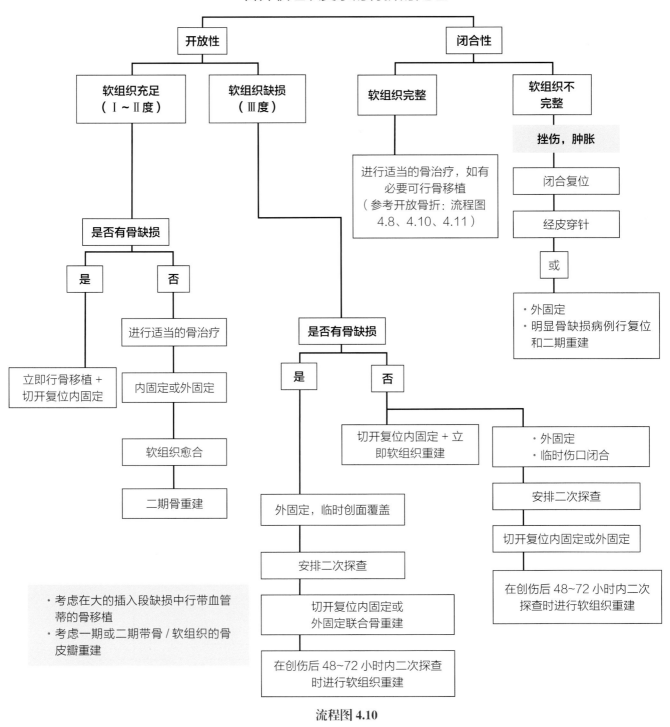

流程图 **4.10**

| 决策过程中的考虑因素 | 其他治疗选项或指引 | 警告、预防措施或陷阱 | □ 特别要强调的点 |

骨折固定的选择

```
                    ┌──────────────────┴──────────────────┐
              ┌─────────┐                          ┌─────────┐
              │  外固定  │                          │  内固定  │
              └─────────┘                          └─────────┘
```

- 粉碎性骨折
- 严重的污染
- 自伤后到手术室的时间过长
- 如不能及时完成伤口闭合
- 如果需要再次探查和清创
- 如果骨或软组织无血运
- 大面积的软组织缺损

- 软组织完整
- 通过最小的软组织剥离来显露骨折端（在开放损伤中）
- 清洁的伤口
- 内固定可施行
- 伤口闭合后（如皮瓣覆盖），锁定板桥接骨折并与骨移植联合应用
- 即便在开放损伤时，关节内损伤仍为绝对适应证

流程图 4.11

| 决策过程中的考虑因素 | 其他治疗选项或指引 | 警告、预防措施或陷阱 | □ 特别要强调的点 |

清　创

上肢的所有伤口都需要清创，通过改善伤口的条件使伤口可以闭合。在开放性骨折的病例中，清创和稳定骨折是最重要的预防脓毒血症的措施

顺　序

Ⅰ. 时间选择

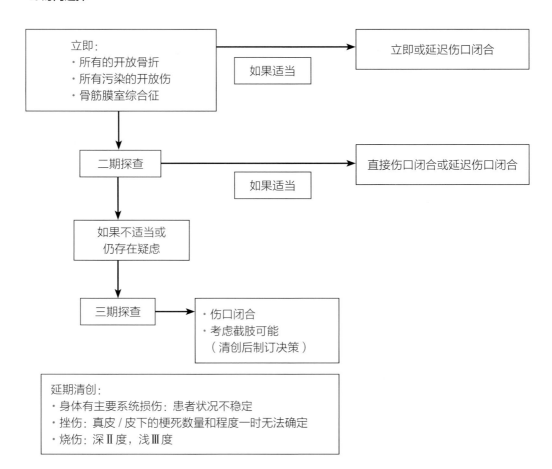

延期清创：
·身体有主要系统损伤：患者状况不稳定
·挫伤：真皮 / 皮下的梗死数量和程度一时无法确定
·烧伤：深Ⅱ度，浅Ⅲ度

Ⅱ. 止血带充气

Ⅲ. 伤口检查

流程图 4.12

| 决策过程中的考虑因素 | 其他治疗选项或指引 | 警告、预防措施或陷阱 | 特别要强调的点 |

Ⅳ. 向心性清创

清创术构成

皮肤，皮下组织
· 用手术刀清创至皮肤真皮渗血
· 修剪边缘 1~2 mm 以使伤口边缘清洁
· 切除皮肤至健康的脂肪（点状出血，微小的血凝素染色）

筋膜
· 彻底清创，如果没有血运则必须被清除
· 打开肢体所有腔室做广泛探查

肌肉
清创至有收缩能力的肌肉（颜色为粉红，从肌肉组织切缘渗血）

骨
摘除所有没有明显软组织附着的碎片

神经
注意皮神经，可能会引起痛性神经瘤。如果污染，外膜可以去除（正中、桡、尺神经），保留束膜。如果神经没有血运，只要不干燥坏死，若伤口可早期闭合覆盖，神经就可以保留下来

血管
清除任何穿孔、血栓形成的血管节段。确定主要血管的完整性。如果不完整，没有血流，行节段性的血管清创术，结扎主要血管，夹住小血管。识别、标记和保护主要的有活性血管，使其能够在立即或延期的游离组织瓣移植中用作供区血管

Ⅴ. 脉冲冲洗

说明：避免把异物向伤口内冲洗侵入以及利用水压清创组织平面

Ⅵ. 止血带放气
评估出血情况。

Ⅶ. 制订伤口闭合的策略

流程图 4.13

| 决策过程中的考虑因素 | 其他治疗选项或指引 | 警告、预防措施或陷阱 | □ 特别要强调的点 |

感染综述

症状

· 疼痛
· 疲劳
· 功能缺失

体征

局部的

· 皮温略高
· 肿胀
· 红斑
· 疼痛
· 捻发音
· 水疱
· 橘皮征

区域的

· 淋巴管条纹
· 肿胀（淋巴水肿）

全身的

· 心动过速
· 发热
· 感觉异常
· 低血压

实验室检查

白细胞，红细胞沉降率，C 反应蛋白，培养（伤口、血），X 线，MRI，CT 扫描，超声

脓肿	切开引流
淋巴管炎	抬高　固定
筋膜炎	彻底清创
蜂窝织炎	固定

· 培养
· 特异性抗生素

**尽管给予适当治疗
仍复发的感染**

清创
培养
必要时二期探查
重建

可能原因：
· 自身免疫性疾病
· 非典型细菌
· 酵母菌

甲沟炎：流程图 4.15　　　　　疱疹性指头炎：流程图 4.15
化脓性指头炎：流程图 4.15　　关节积脓：流程图 4.16
腱鞘炎：流程图 4.16　　　　　骨髓炎：流程图 4.16

流程图 4.14

决策过程中的考虑因素	其他治疗选项或指引	警告、预防措施或陷阱	特别要强调的点

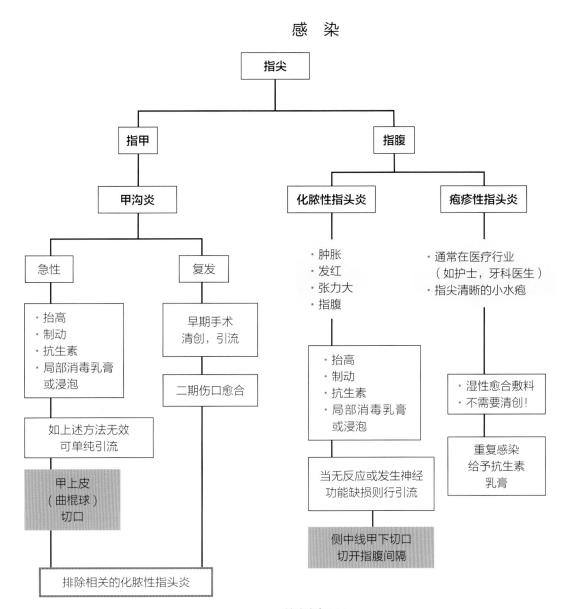

流程图 4.15

感　染

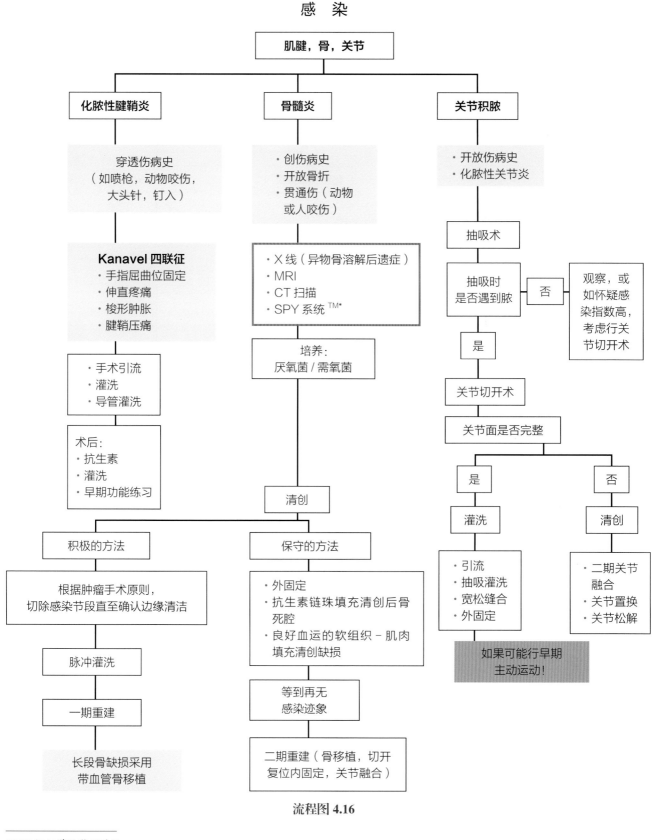

流程图 4.16

*ICG 组织灌注监测系统。

| 决策过程中的考虑因素 | 其他治疗选项或指引 | 警告、预防措施或陷阱 | □ 特别要强调的点 |

挛缩 I

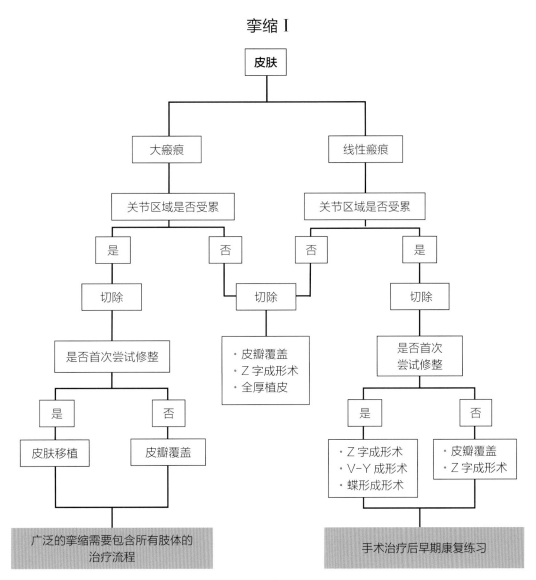

流程图 4.17

挛缩 Ⅱ

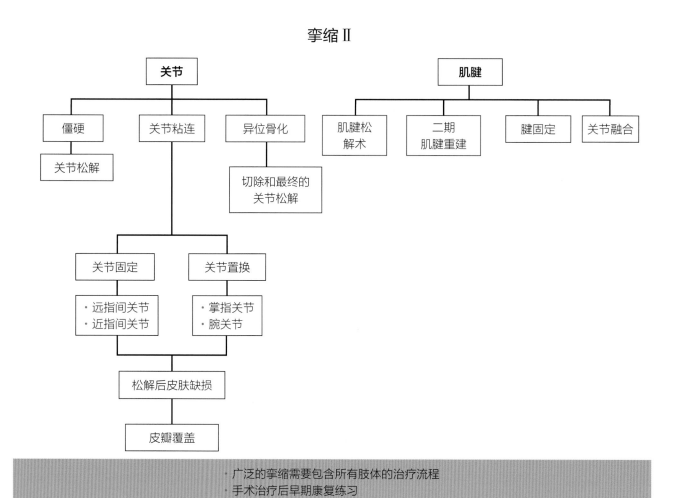

流程图 4.18

| 决策过程中的考虑因素 | 其他治疗选项或指引 | 警告、预防措施或陷阱 | 特别要强调的点 |

肿 瘤

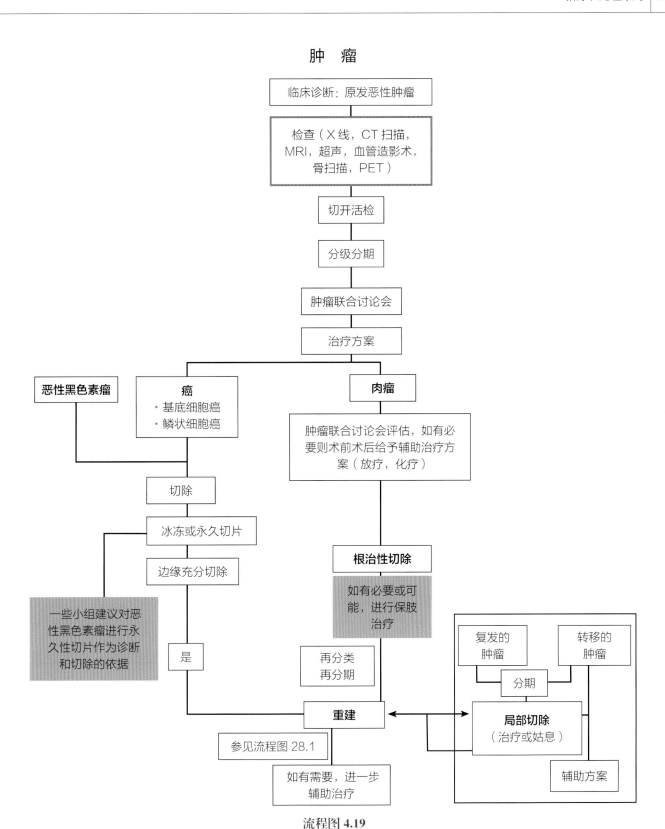

流程图 **4.19**

| 决策过程中的考虑因素 | 其他治疗选项或指引 | 警告、预防措施或陷阱 | □ 特别要强调的点 |

皮瓣监测和皮瓣失败的可能原因

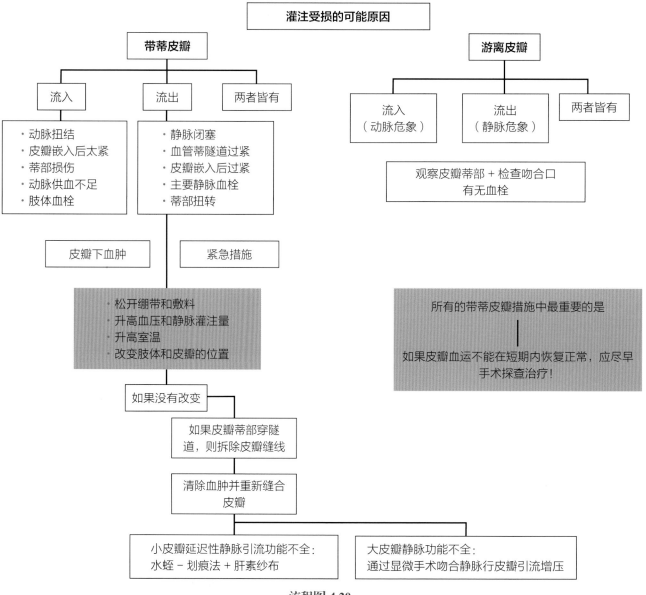

| 正常灌注表现 |

- 皮肤：粉红色，温暖，正常毛细血管再充盈；比较诊断（SPY 系统 ™）
- 肌肉：正常颜色，正常多普勒信号，按压时血流快；粉红色，移植皮肤黏附良好
- 筋膜：正常多普勒信号；蒂部可触及搏动；粉红色，移植皮肤黏附良好

| 不正常灌注表现 |

静脉危象
- 斑块，毛细血管再充盈速度快；凉
- 暗；深红色血液；移植皮肤不能黏附
- 暗；灰色
- 在很长一段时间里多普勒信号可能正常
- 用 22 号针刺皮瓣时针孔有暗红色血液

动脉危象
- 苍白；毛细血管再充盈缓慢；凉
- 苍白；没有快速出血；移植皮肤不能黏附；没有多普勒信号
- 无脉，移植皮肤不能黏附；没有多普勒信号
- 用 22 号针刺皮瓣时针孔缺少动脉出血

| 灌注受损的可能原因 |

带蒂皮瓣

　流入　　　流出　　　两者皆有

流入
- 动脉扭结
- 皮瓣嵌入后太紧
- 蒂部损伤
- 动脉供血不足
- 肢体血栓

流出
- 静脉闭塞
- 血管蒂隧道过紧
- 皮瓣嵌入后过紧
- 主要静脉血栓
- 蒂部扭转

皮瓣下血肿　　　紧急措施

- 松开绷带和敷料
- 升高血压和静脉灌注量
- 升高室温
- 改变肢体和皮瓣的位置

如果没有改变

如果皮瓣蒂部穿隧道，则拆除皮瓣缝线

清除血肿并重新缝合皮瓣

小皮瓣延迟性静脉引流功能不全：
水蛭 – 划痕法 + 肝素纱布

大皮瓣静脉功能不全：
通过显微手术吻合静脉行皮瓣引流增压

游离皮瓣

流入
（动脉危象）　　流出
（静脉危象）　　两者皆有

观察皮瓣蒂部 + 检查吻合口有无血栓

所有的带蒂皮瓣措施中最重要的是

如果皮瓣血运不能在短期内恢复正常，应尽早手术探查治疗！

流程图 4.20

| 决策过程中的考虑因素 | 其他治疗选项或指引 | 警告、预防措施或陷阱 | □ 特别要强调的点 |

夹板疗法

夹板在手部和上肢的急性护理和康复中起着至关重要的作用。从轻微伤害到最严重的创伤性事件，适当地理解、选择和使用这些装置都将最大程度地提高取得积极结果的可能性。石膏和夹板满足了一个受伤肢体的基本需求：休息、舒适、保护、卫生、机械优势、静态定位、在特定情况下提供动态辅助，以及美学和心理支持。制造它们的材料通常包括石膏、玻璃纤维和热塑性塑料薄板。石膏最适合骨折治疗，但当急性损伤期出现明显的软组织肿胀时，应谨慎使用。最重要的是，保持最佳的手部位置是成功应用夹板的关键。功能位、内在肌张力位和中立位被用来描述使用石膏或夹板固定手的几个最基本的位置（图4.1）。

进行夹板和石膏固定时，固定患者手的四个关键的组成：

- 腕关节需固定在背伸0°~10°位间
- 掌指关节需放置在屈曲70°位
- 指间关节需轻度屈曲
- 拇指应该外展，向掌侧（最常见）或背侧

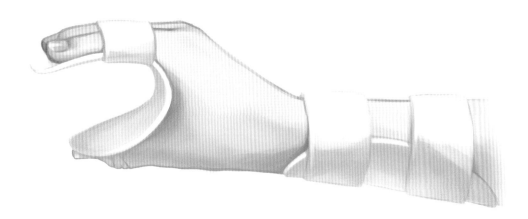

图 4.1　功能位前臂夹板。

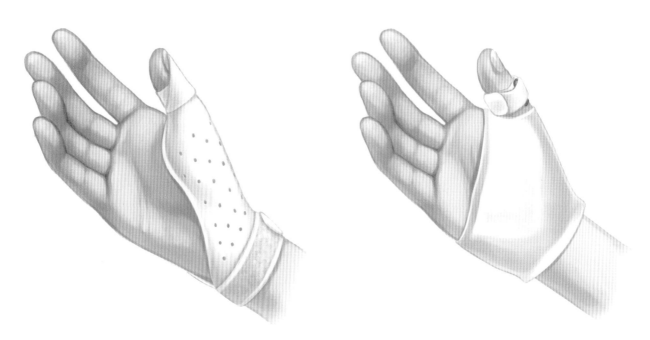

图 4.2　拇指人字夹板。　　　　　　　　　图 4.3　第一指蹼间隙夹板。

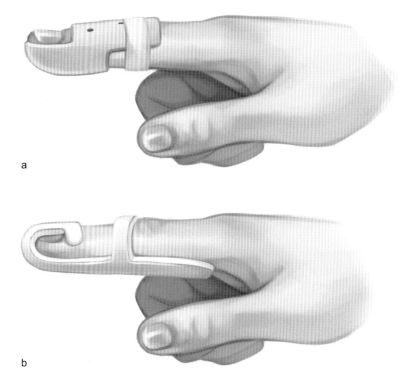

a

b

图 4.4　a、b. 指端背侧单指夹板。

无论是轧棉衬垫还是管状棉垫织物，都必须先用在手臂上以保护皮肤。夹板固定后需再次行影像学检查确认手部位置。

人字夹板可以用来隔离受伤的手指或关节，同时保持尽可能多的手的灵活性（图 4.2）。

简单的第一指蹼间隙夹板可在该区域穿透伤或烧伤的愈合阶段有效地维持外展（图 4.3）。

预制的手指背侧单指夹板常用于指尖损伤、锤状指或其他孤立的指骨骨折（图 4.4）。

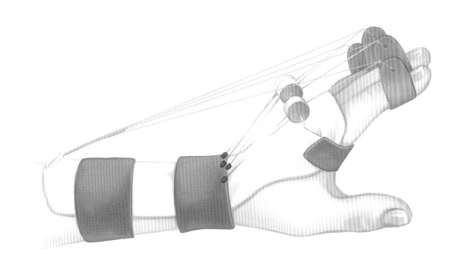

图 4.5 伸肌腱修复的动态夹板。

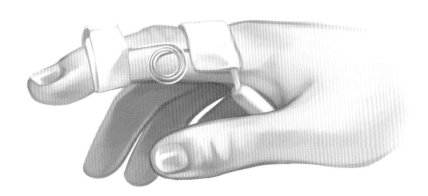

图 4.6 屈肌腱修复的动态夹板。

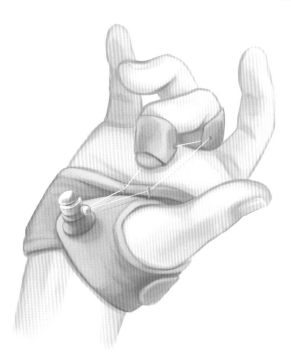

在伸肌撕裂修复后，用夹板将关节固定在背伸位以减轻肌腱缝合端的张力（图 4.5）。

用于屈肌腱康复的动态夹板，不论使用 Duran 方案、Kleinert 方案还是其他方案，都会对修复部位早期运动提供保护，使该部位缝线不受力（图 4.6）。正确的构建动态夹板应在良好监测下进行（最好由手部治疗师进行监测），以改善患者的长期活动范围，同时尽量减少肌腱断裂和粘连的术后早期并发症（图 4.7）。

图 4.7 屈肌腱修复的动态夹板。

（张净宇 译，周彤 审校）

第 2 部分

结构修复技术
Techniques of Structure Repair

5
重建的阶梯

在仔细分析损伤和缺损的基础上，确定缺失的 和选择重建方案。
组织结构和功能。然后从所有可用的工具库中考虑

重建方案的选择

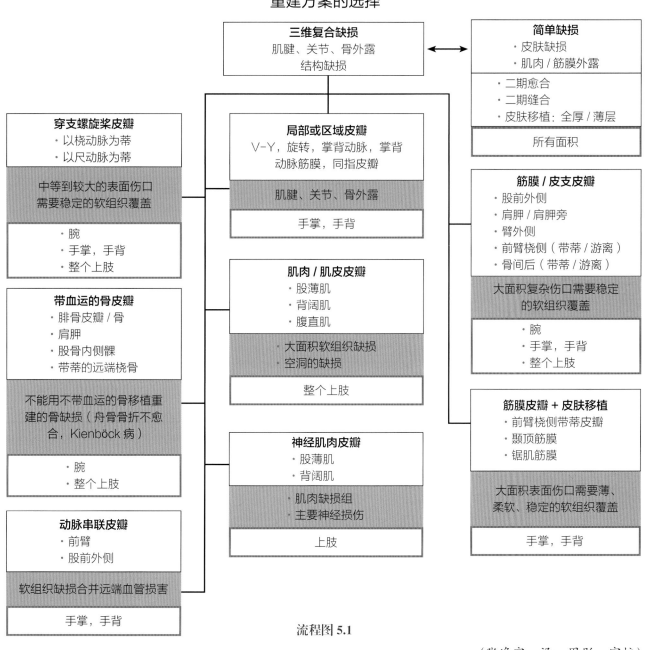

流程图 5.1

（张净宇 译，周彤 审校）

| 决策过程中的考虑因素 | 其他治疗选项或指引 | 警告、预防措施或陷阱 | □ 特别要强调的点 |

6
皮肤移植

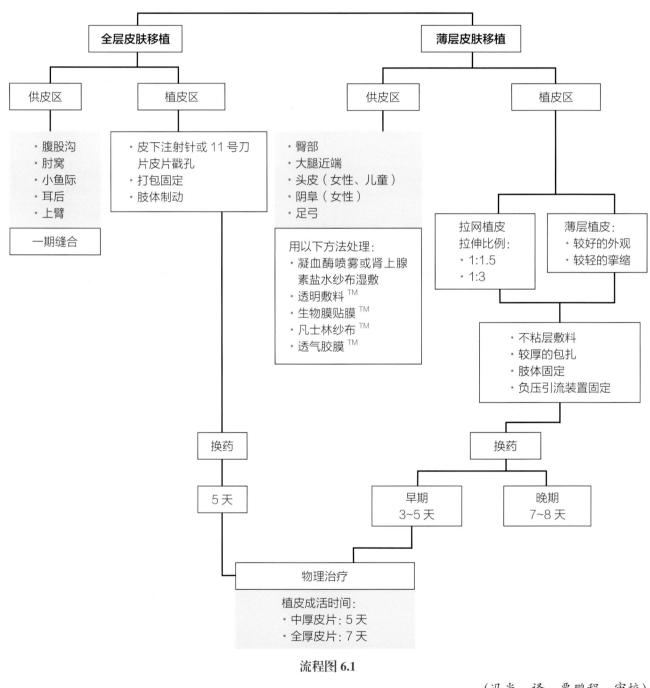

皮肤移植

全层皮肤移植

供皮区

- 腹股沟
- 肘窝
- 小鱼际
- 耳后
- 上臂

一期缝合

植皮区

- 皮下注射针或 11 号刀片皮片戳孔
- 打包固定
- 肢体制动

用以下方法处理：
- 凝血酶喷雾或肾上腺素盐水纱布湿敷
- 透明敷料™
- 生物膜贴膜™
- 凡士林纱布™
- 透气胶膜™

换药

5 天

薄层皮肤移植

供皮区

- 臀部
- 大腿近端
- 头皮（女性、儿童）
- 阴阜（女性）
- 足弓

植皮区

拉网植皮
拉伸比例：
- 1:1.5
- 1:3

薄层植皮：
- 较好的外观
- 较轻的挛缩

- 不粘层敷料
- 较厚的包扎
- 肢体固定
- 负压引流装置固定

换药

早期
3~5 天

晚期
7~8 天

物理治疗

植皮成活时间：
- 中厚皮片：5 天
- 全厚皮片：7 天

流程图 6.1

（冯光 译，栗鹏程 审校）

决策过程中的考虑因素 | 其他治疗选项或指引 | 警告、预防措施或陷阱 | □ 特别要强调的点

7
骨折固定技术

骨折固定术的选择

内固定	外固定	组合
·克氏针 ·螺丝／骨板 ·内固定棒 ·生物可降解骨钉 ·缝合线（韧带）	·骨牵引 ·可塑石膏 ·外固定架 　－单平面固定 　－三角固定	·外固定＋钢板 ·外固定＋螺钉／螺杆 ·克氏针＋外固定架

内固定物特性

克氏针
· 简便
· 经皮穿刺
· 较小的硬度
· 张力合适（配合张力带钢丝）
· 安装迅速
· 易拆卸
· 价格低廉
· 易于隐藏

螺钉
· 中和螺钉
· 加压螺钉（拉力螺钉）
· 单独或者结合钢板使用
· 对于碎骨片间的加压固定螺钉数目，推荐骨折长度和骨头直径 3:1 比例

髓内钉
· 手术伤口小
· 软组织损伤小
· 良好的骨折复位
· 骨折处加压有限

钢板
· 与螺钉结合使用可以达到坚强固定
· 需要剥离损伤软组织
· 用于软组织状况不好是危险的
· 加压钢板
· 中和钢板
· 横跨钢板
· 桥接钢板
· 支撑钢板
· 锁定钢板

外固定架
· 适用于开放骨折
· 固定粉碎性骨折
· 骨折稳定度较差
· 对于合并皮肤挫伤有一定帮助
· 外固定针孔容易引起感染
· 如果软组织情况允许，可以与切开复位内固定结合

生物可降解钉
· 骨折固定强度差
· 适合于小软骨碎片固定
· 无法早期进行功能康复

流程图 7.1

（冯光　译，刘波　审校）

8
骨修复技术

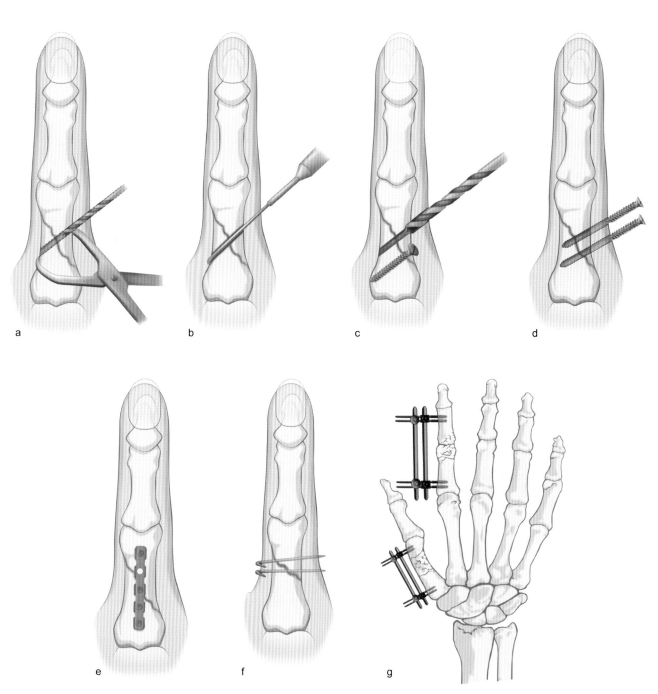

图 8.1 a. 骨折复位后先电钻钻透两侧皮质。b. 用探针测量螺钉通道长度。c. 用螺钉给骨块间加压固定。对于这种固定，近侧钉孔为预钻扩孔，因此略显大。d. 正确的螺钉放置。e. 钢板固定线性骨折或粉碎骨折。f. 线性骨折可以用针固定，注意避免螺钉相互交叉。g. 外固定架用于关节内骨折和（或）骨干的粉碎性骨折。

（冯光　译，刘波　审校）

9
肌腱修复技术

基础技术是直角缝合，1917 年 Kirchmayer 第一次提出后经过了其他医生多次改良。

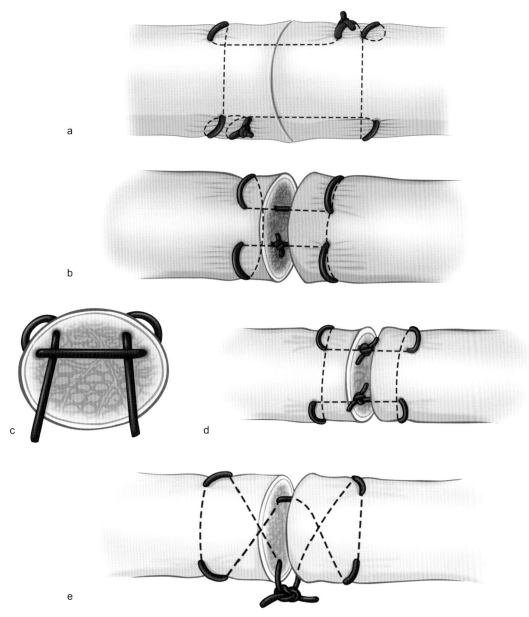

图 9.1　a. 原始的 Kirchmayer-Kessler 观点：两根缝线（两股线），缝线在肌腱外打结。有结的双股核心缝线，在缝合线内或在缝合线外的肌腱内穿过。肌腱内结可能具有更好的滑动性能，但在肌腱间隙会有更多的缝合材料。从理论上讲，缝合线应尽可能放置在肌腱的掌侧，以避免对位于背侧的血管的影响。缝线处应避免过度受压，防止肌腱修复后肿胀伴滑动引起损伤。b~e. 改良 Kessler：一种或两种缝线（两股线），打肌腱内结。横断面显示核心缝合的最佳位置。

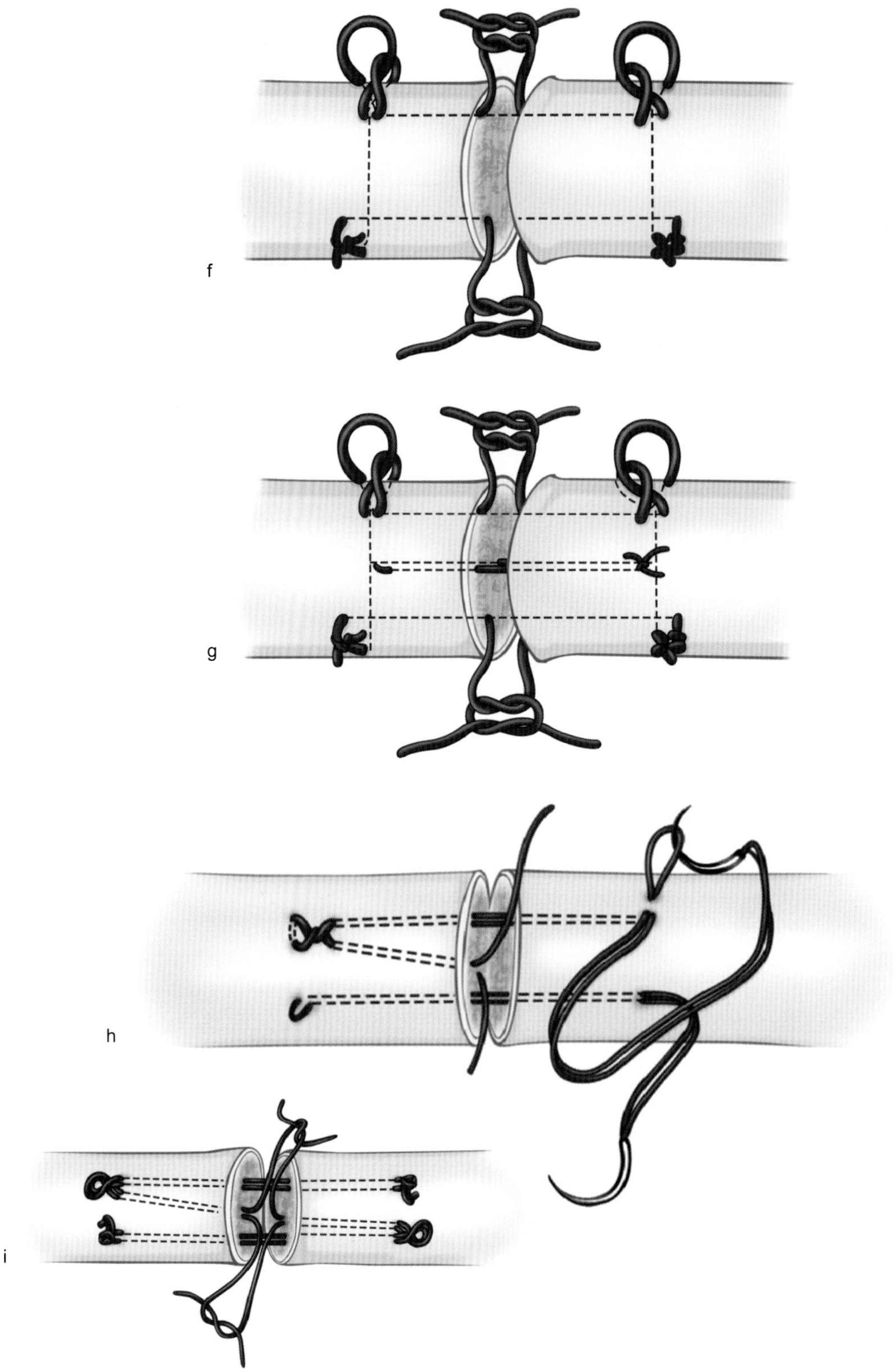

图 9.1（续） f. Strickland 对 Kirchmayer-Kessler 技术（两股）的"双重抓握"改造。g.增加矩形褥式缝合"双重抓握"技术（四股）。h、i. Tsuge's loop 技术：双环（六股）。

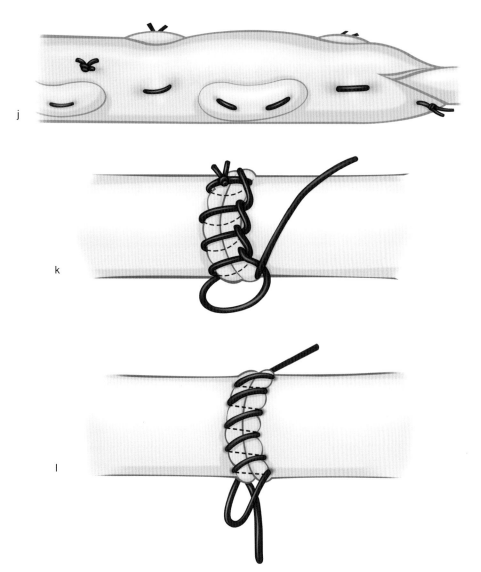

图 9-1（续） j. Pulvertaft 技术：肌腱残端采用编织缝合，具有较好的抗拉强度，可以早期主动锻炼。k、l. 腱外膜缝合：在肌腱修复中具有相当好的抗拉强度。它们还能修复平滑肌腱的轮廓，从而提高滑动性。最常用的两种模式是连续缝合（5-0）或连续锁边缝合（5-0）。这种改良技术可以提高抗拉强度。

（冯光　译，章一新　审校）

10
血管修复技术

有几种技术用于血管修复，都是通过熟练的技术实现的。以下介绍四种技术：

- 180°端－端吻合技术

- 端－侧吻合术
- 120°端－端吻合技术
- "先后壁"端－端吻合技术

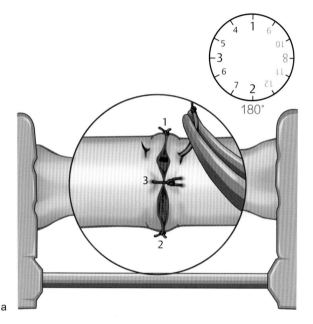
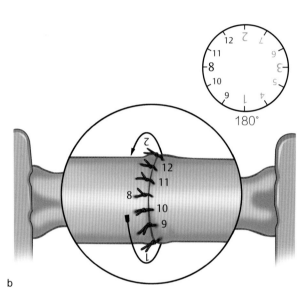

图 10.1 180°端－端吻合技术。a. 对角缝合间隔180°（第1、2针）。第3针与第1、2针等距，第4~7针完成前壁缝合。b. 然后将血管吻合口翻转过来，完成8号位缝合，然后完成9~12号位缝合。

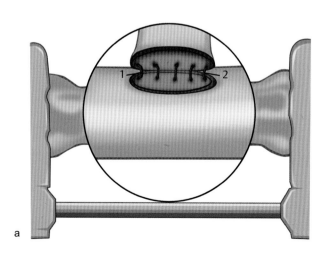
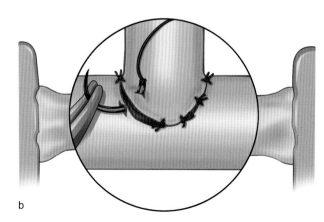

图 10.2 端－侧吻合。a. 对角缝线间隔180°（第1、2针）。b. 血管壁采用间断缝合（大血管可采用连续缝合），最难的部分先完成。用肝素盐水冲洗血管腔可使内膜显露利于操作。前壁缝合时能清楚看见正确的针位，这是是至关重要的。技巧：分别地将两根缝线紧密缝合在血管缝合处两对角，以防血管漏血。注意血管缝合时不要抓持血管内膜。

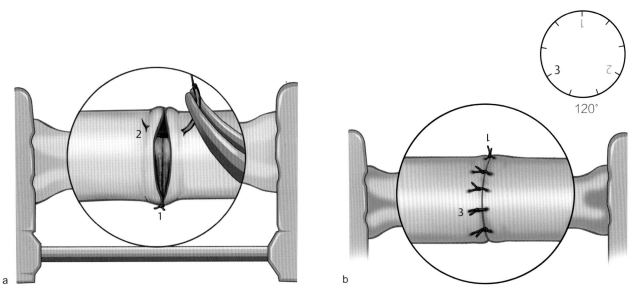

图 10.3 120°端－端吻合技术。a. 第 1、2 针缝线位于前壁间隔 120°的位置。翻转血管，第 3 针位于与第 1 针间隔 120°处，将后壁缝合完成。b. 再次翻转血管完成前壁缝合。

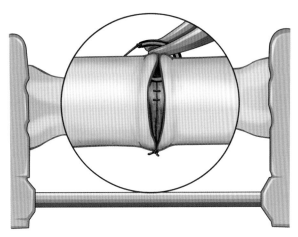

图 10.4 端－端吻合"先后壁"技术。在后壁中央先缝合第 1 针，用于翻转血管。后壁就可以在直视下缝合完成，整个过程是从两侧向中心缝合来完成的。吻合时血管不翻转。

（冯光　译，聂广辰　审校）

11
神经修复技术

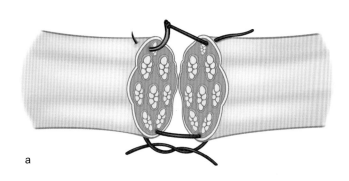

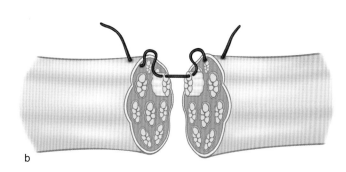

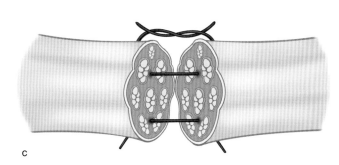

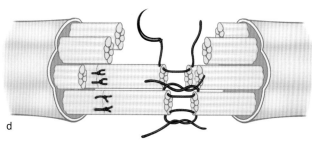

图 11.1　a~d. 神经修复技术

(a) 神经外膜缝合

- 到目前为止，对于较细的周围神经，神经外膜缝合是最常用的修复方法
- 垂直于神经的长轴修剪断端
- 使远近端神经具有一定的移动度
- 使用显微镜提高视觉精度
- 使用 180° 技术保证神经断端最大限度地对合
- 断端间必须避免张力过大
- 使用细线，达到无张力、稳定的对合
- 避免缝合线的局部张力过大，以防止神经束的膨出和排列不良

(b) 外膜 – 束膜缝合

- 适合用在神经束较少的神经
- 通过匹配技术（视觉 / 染色）辨别神经束
- 可靠的外膜缝合可以减少断端间的张力；也可以把两个神经断端固定在一条筋膜或肌腱上，以达到同样的目的
- 最大限度地对齐神经断端，同时封闭神经外膜
- 不要缝合过紧，以避免神经束的膨出和排列不良

(c) 神经移植的供区

- 腓肠神经
- 前臂内侧皮神经
- 前臂外侧皮神经
- 避免移植的神经在张力下缝合
- 静脉导管可用于短的神经缺损（<2 cm）
- 同种异体神经移植（如 Axogen™）
- 在特定病例中，可以使用纤维蛋白胶代替缝线

(d) 神经束缝合

- 仅适用于神经移植和大多数远近端对应靶点已经确认的情况（例如：正中神经运动支在进入肌肉前；否则，太多的缝合材料进入神经会带来不利的影响）
- 移植的神经周围应确定有良好的软组织床
- 使用 10-0 或最大 9-0 缝线做精准的神经修复

（黄建新　译，张文龙　审校）

第 3 部分

治疗流程
Treatment Algorithms

12
骨 折

末节指骨

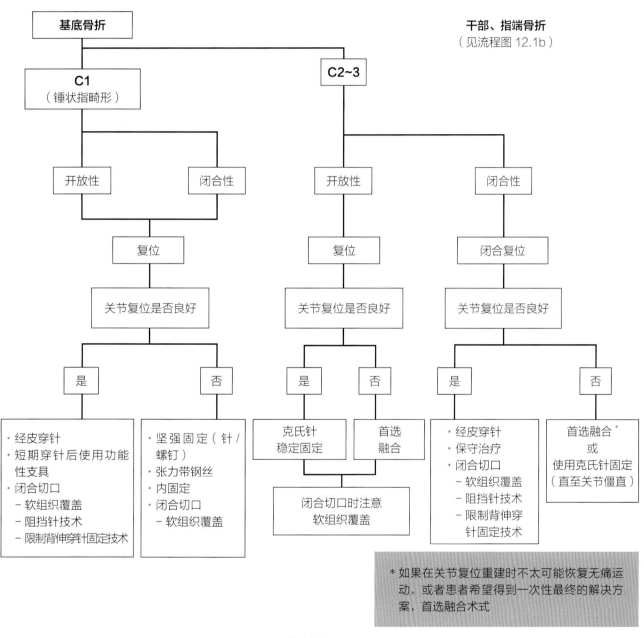

流程图 12.1a

干部、指端骨折
（见流程图 12.1b）

决策过程中的考虑因素　其他治疗选项或指引　警告、预防措施或陷阱　□　特别要强调的点

末节指骨

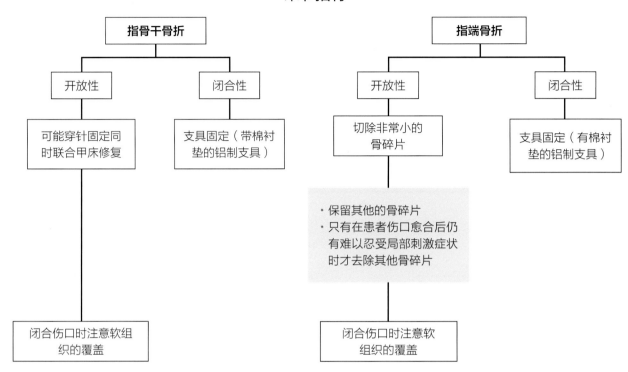

流程图 **12.1b**

| 决策过程中的考虑因素 | 其他治疗选项或指引 | 警告、预防措施或陷阱 | □ 特别要强调的点 |

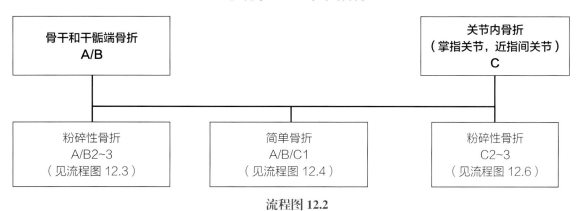

流程图 12.2

掌骨，近、中节指骨

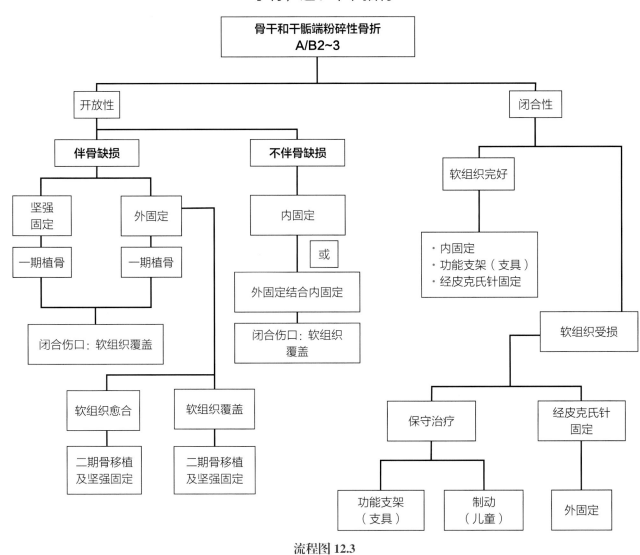

流程图 12.3

掌骨，近、中节指骨

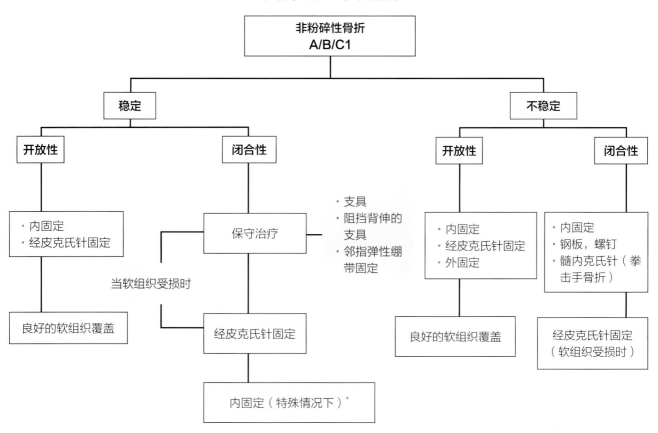

* 手工操作工人和（或）希望尽快
  重返工作的人

流程图 12.4

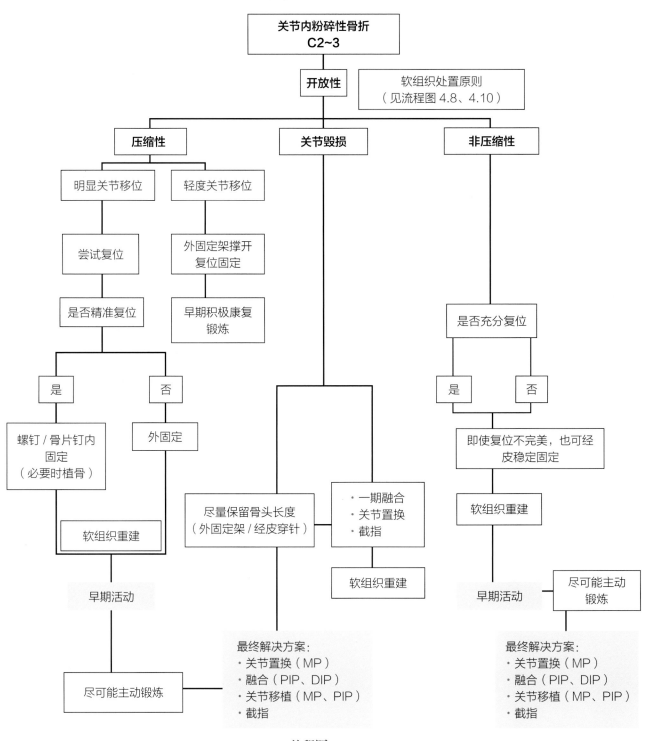

流程图 12.5

MP：metacarpophalangeal，掌指关节。

PIP：proximal interphalangeal，近指间关节。

DIP：distal interphalangeal，远指间关节。

| 决策过程中的考虑因素 | 其他治疗选项或指引 | 警告、预防措施或陷阱 | □ 特别要强调的点 |

掌骨，近、中节指骨

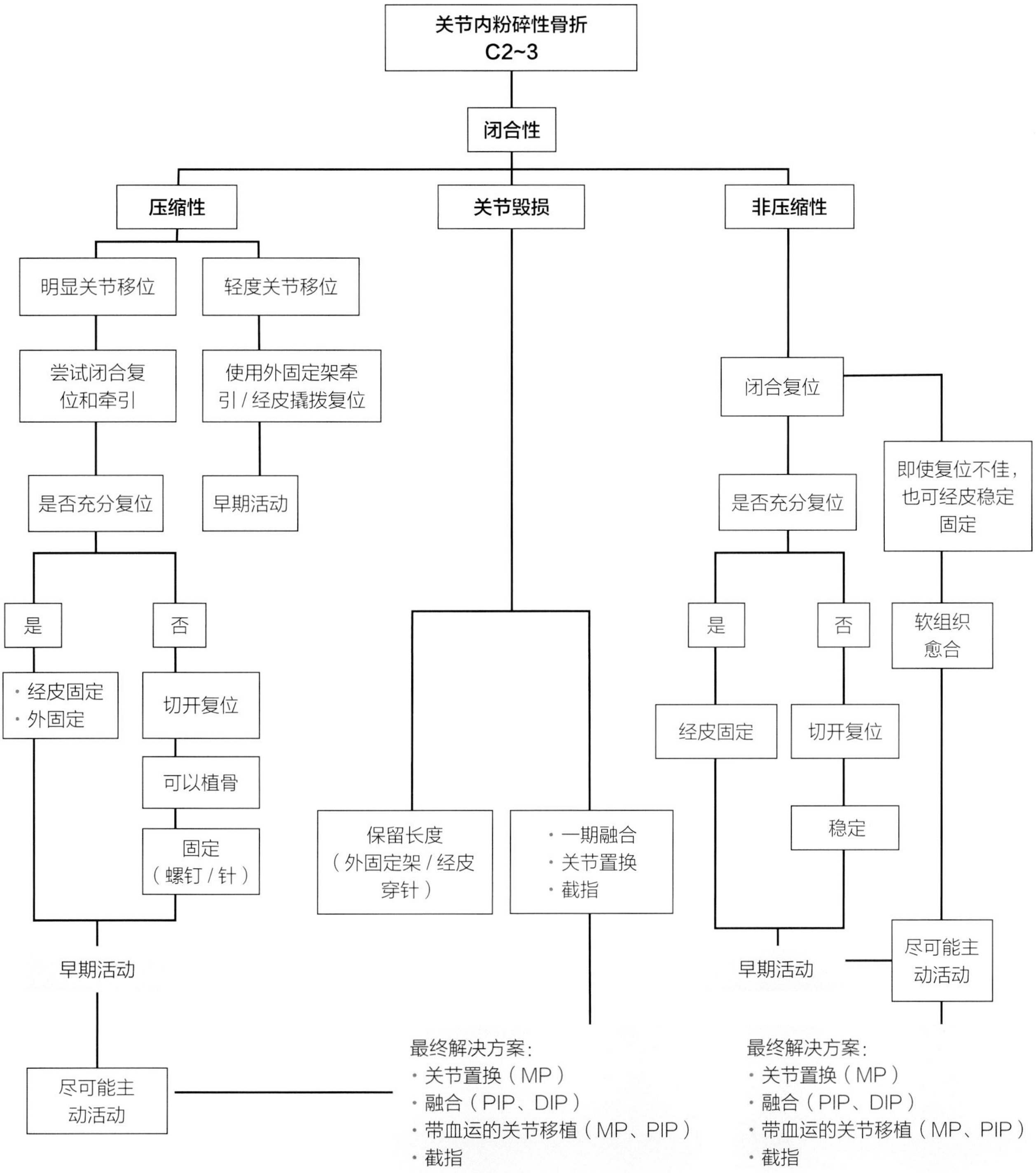

关节内粉碎性骨折
C2~3

闭合性

| 压缩性 | 关节毁损 | 非压缩性 |

压缩性

明显关节移位 → 尝试闭合复位和牵引 → 是否充分复位

轻度关节移位 → 使用外固定架牵引 / 经皮撬拨复位 → 早期活动

是否充分复位：
- 是 → ·经皮固定 ·外固定
- 否 → 切开复位 → 可以植骨 → 固定（螺钉 / 针）

→ 早期活动

→ 尽可能主动活动

关节毁损

- 保留长度（外固定架 / 经皮穿针）
- ·一期融合 ·关节置换 ·截指

最终解决方案：
- ·关节置换（MP）
- ·融合（PIP、DIP）
- ·带血运的关节移植（MP、PIP）
- ·截指

非压缩性

闭合复位 → 是否充分复位

即使复位不佳，也可经皮稳定固定 → 软组织愈合

是否充分复位：
- 是 → 经皮固定
- 否 → 切开复位 → 稳定

→ 早期活动

→ 尽可能主动活动

最终解决方案：
- ·关节置换（MP）
- ·融合（PIP、DIP）
- ·带血运的关节移植（MP、PIP）
- ·截指

流程图 12.6

MP：metacarpophalangeal，掌指关节。
PIP：proximal interphalangeal，近指间关节。
DIP：distal interphalangeal，远指间关节。

| 决策过程中的考虑因素 | 其他治疗选项或指引 | 警告、预防措施或陷阱 | □ 特别要强调的点 |

腕 骨

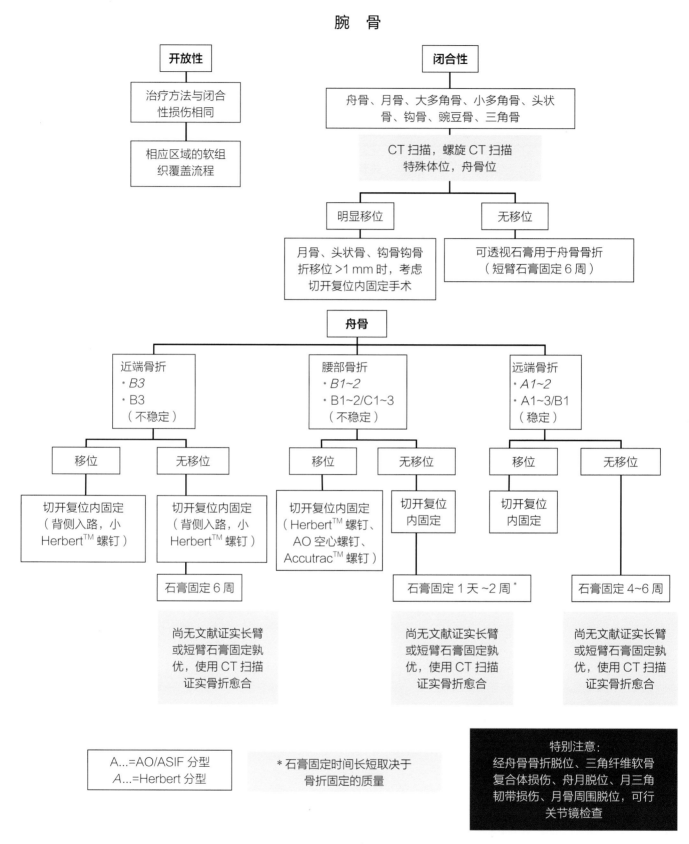

流程图 12.7

| 决策过程中的考虑因素 | 其他治疗选项或指引 | 警告、预防措施或陷阱 | □ 特别要强调的点 |

桡 骨

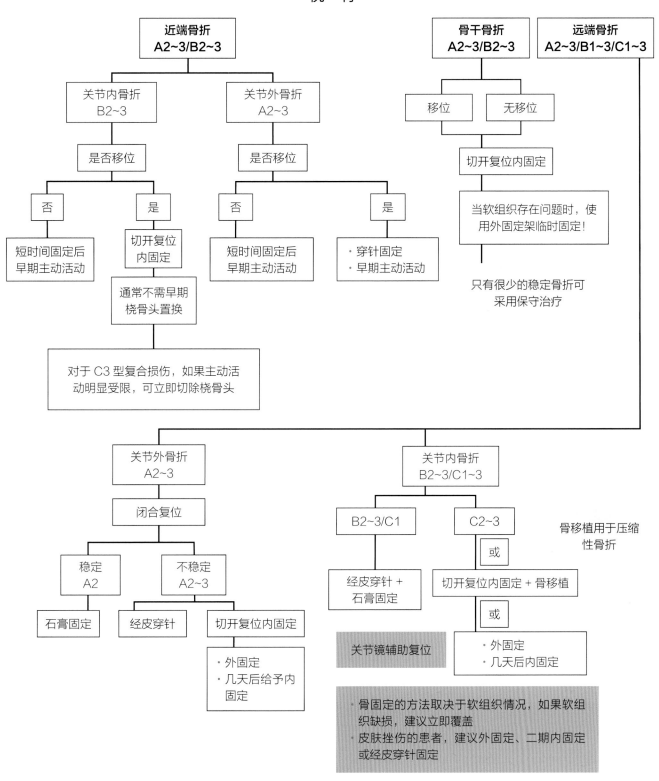

流程图 12.8

| 决策过程中的考虑因素 | 其他治疗选项或指引 | 警告、预防措施或陷阱 | ☐ 特别要强调的点 |

尺 骨

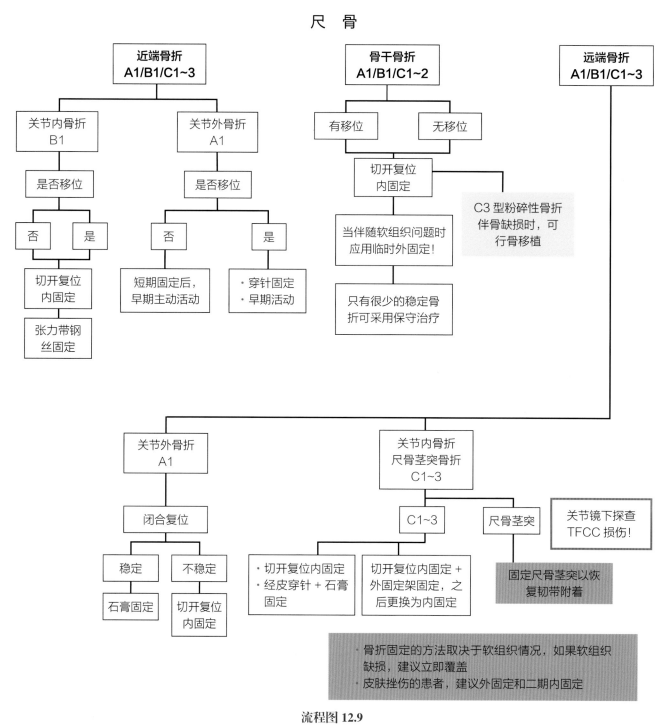

流程图 12.9

TFCC：triangular fibrocartilage complex，三角纤维软骨复合体。

| 决策过程中的考虑因素 | 其他治疗选项或指引 | 警告、预防措施或陷阱 | 特别要强调的点 |

前臂双骨折

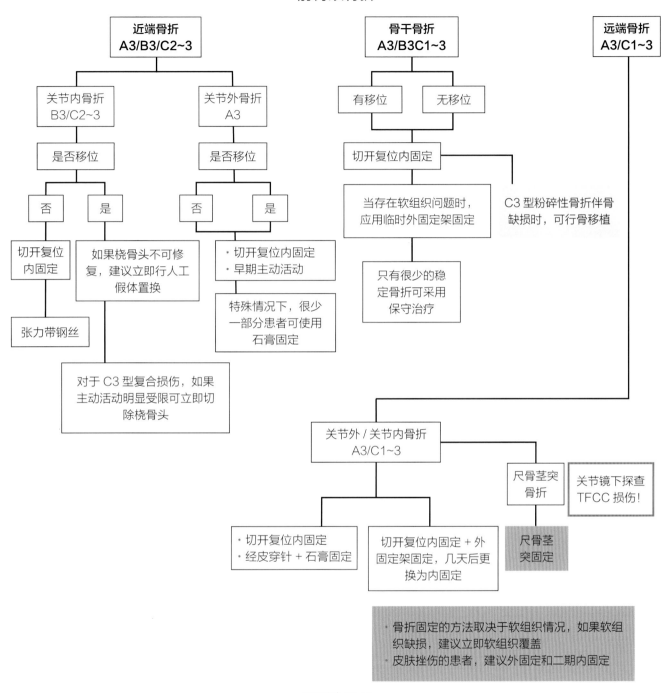

流程图 12.10

TFCC: triangular fibrocartilage complex，三角纤维软骨复合体。

| 决策过程中的考虑因素 | 其他治疗选项或指引 | 警告、预防措施或陷阱 | ☐ 特别要强调的点 |

肱　骨

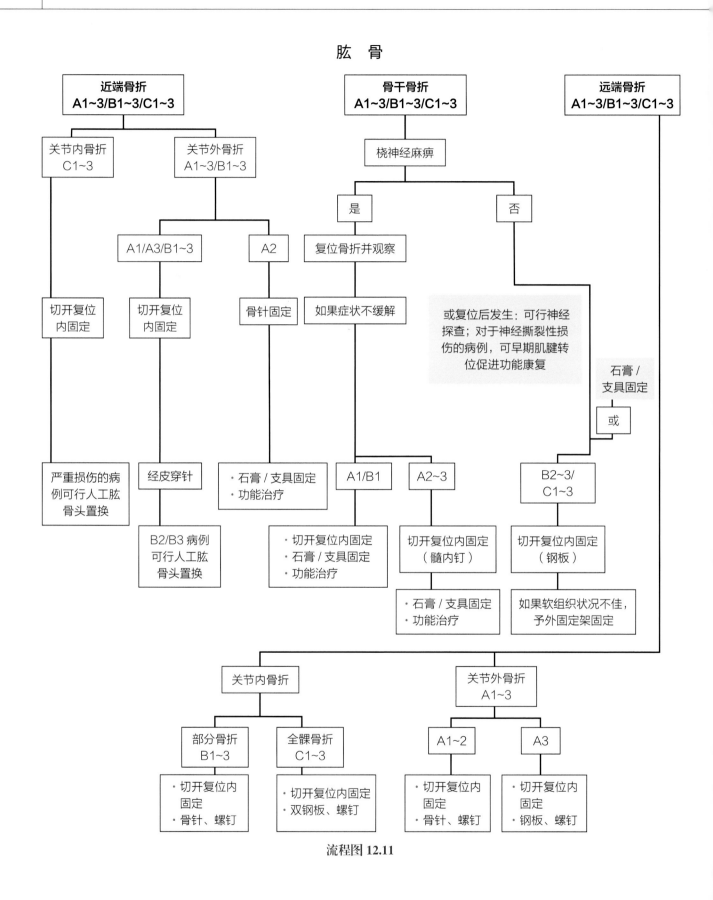

流程图 12.11

| 决策过程中的考虑因素 | 其他治疗选项或指引 | 警告、预防措施或陷阱 | 特别要强调的点 |

肩胛骨

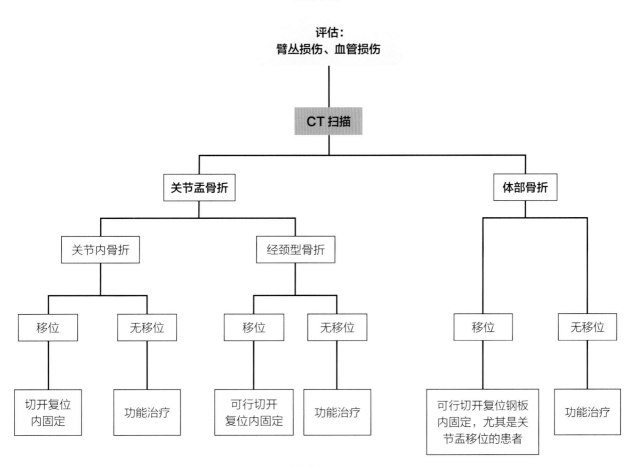

流程图 **12.12**

（黄建新 译，张文龙 审校）

13
韧带损伤

手 指
（近指间关节，掌指关节）

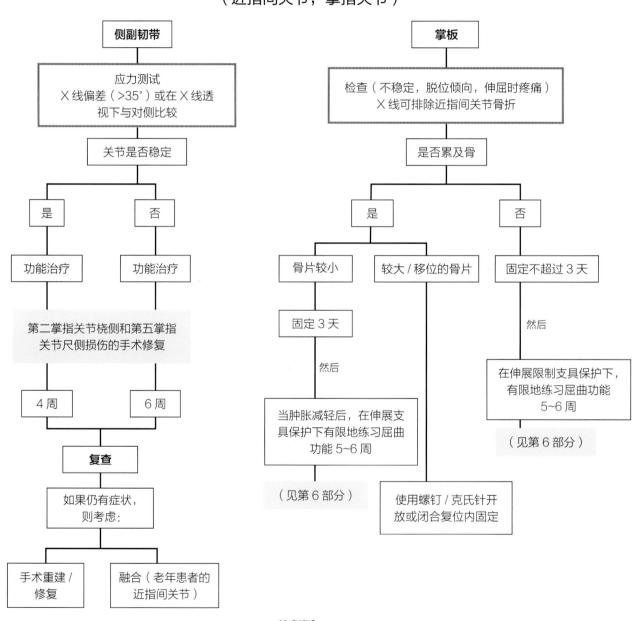

侧副韧带

应力测试
X 线偏差（>35°）或在 X 线透视下与对侧比较

关节是否稳定

是　　　否

功能治疗　　　功能治疗

第二掌指关节桡侧和第五掌指关节尺侧损伤的手术修复

4 周　　　6 周

复查

如果仍有症状，则考虑：

手术重建 / 修复　　　融合（老年患者的近指间关节）

掌板

检查（不稳定，脱位倾向，伸屈时疼痛）
X 线可排除近指间关节骨折

是否累及骨

是　　　否

骨片较小　　　较大 / 移位的骨片　　　固定不超过 3 天

固定 3 天

然后

当肿胀减轻后，在伸展支具保护下有限地练习屈曲功能 5~6 周

（见第 6 部分）

使用螺钉 / 克氏针开放或闭合复位内固定

然后

在伸展限制支具保护下，有限地练习屈曲功能 5~6 周

（见第 6 部分）

流程图 **13.1**

| 决策过程中的考虑因素 | 其他治疗选项或指引 | 警告、预防措施或陷阱 | 特别要强调的点 |

拇 指

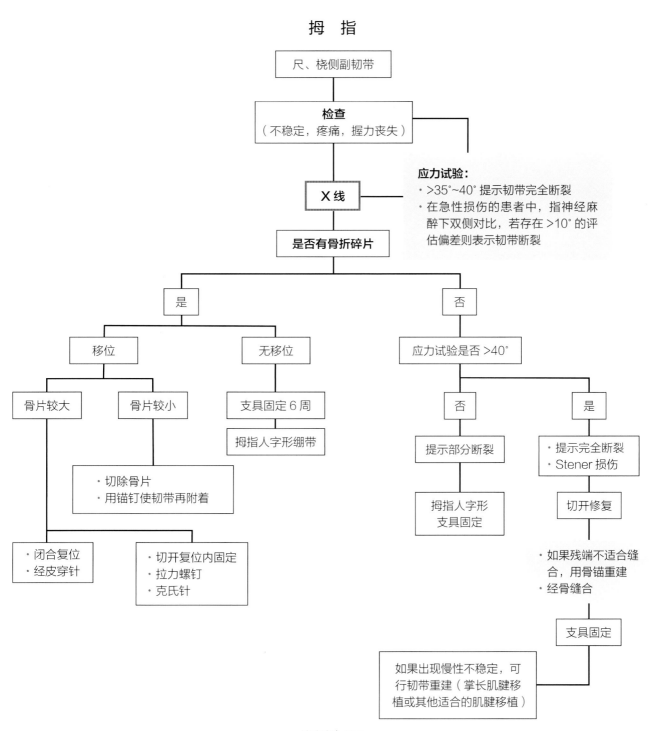

尺、桡侧副韧带

检查
（不稳定，疼痛，握力丧失）

X 线

应力试验：
· >35°~40° 提示韧带完全断裂
· 在急性损伤的患者中，指神经麻醉下双侧对比，若存在 >10° 的评估偏差则表示韧带断裂

是否有骨折碎片

是

否

移位

无移位

应力试验是否 >40°

骨片较大

骨片较小

支具固定 6 周

拇指人字形绷带

否

是

· 切除骨片
· 用锚钉使韧带再附着

提示部分断裂

· 提示完全断裂
· Stener 损伤

· 闭合复位
· 经皮穿针

· 切开复位内固定
· 拉力螺钉
· 克氏针

拇指人字形支具固定

切开修复

· 如果残端不适合缝合，用骨锚重建
· 经骨缝合

支具固定

如果出现慢性不稳定，可行韧带重建（掌长肌腱移植或其他适合的肌腱移植）

流程图 13.2

| 决策过程中的考虑因素 | 其他治疗选项或指引 | 警告、预防措施或陷阱 | □ 特别要强调的点 |

腕　部

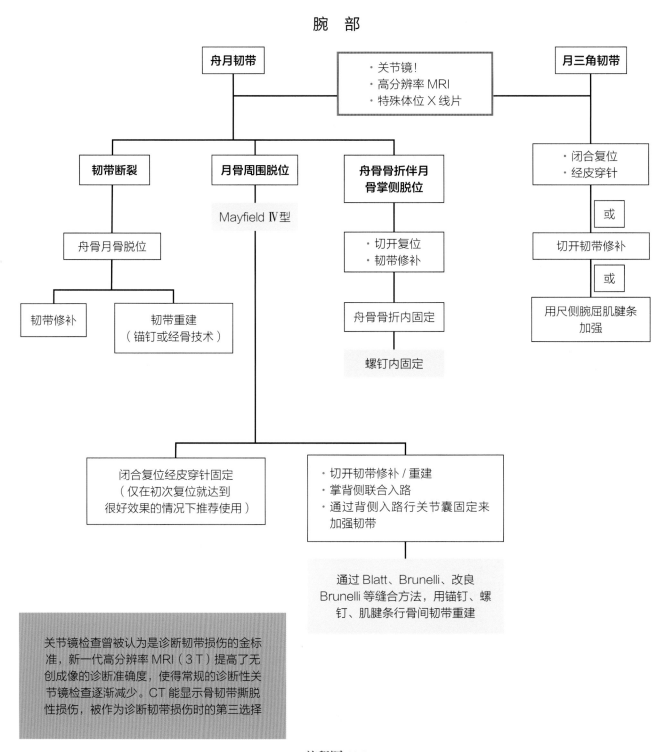

流程图 13.3

关节镜检查曾被认为是诊断韧带损伤的金标准，新一代高分辨率 MRI（3 T）提高了无创成像的诊断准确度，使得常规的诊断性关节镜检查逐渐减少。CT 能显示骨韧带撕脱性损伤，被作为诊断韧带损伤时的第三选择

决策过程中的考虑因素　　其他治疗选项或指引　　警告、预防措施或陷阱　　特别要强调的点

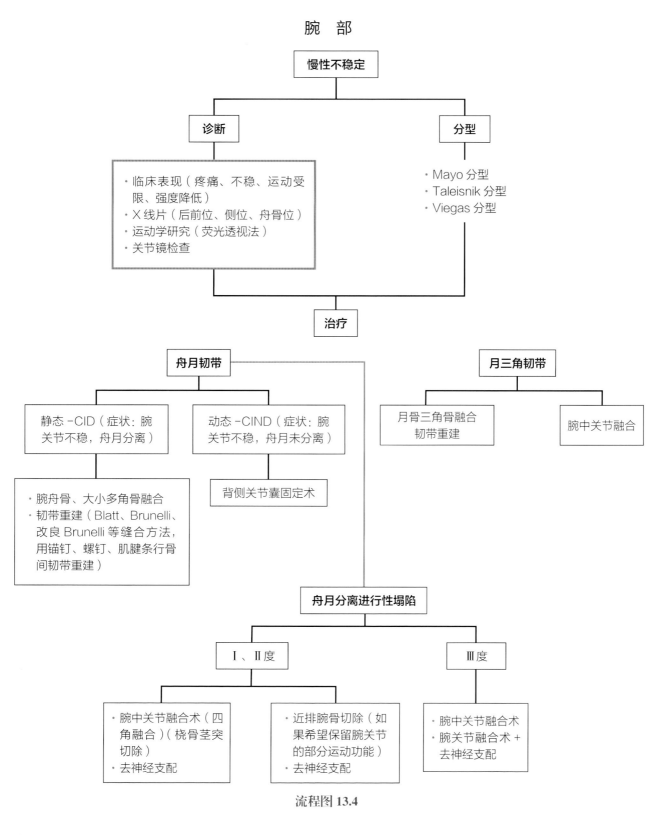

腕 部

慢性不稳定

诊断
- 临床表现（疼痛、不稳、运动受限、强度降低）
- X 线片（后前位、侧位、舟骨位）
- 运动学研究（荧光透视法）
- 关节镜检查

分型
- Mayo 分型
- Taleisnik 分型
- Viegas 分型

治疗

舟月韧带

静态 -CID（症状：腕关节不稳，舟月分离）
- 腕舟骨、大小多角骨融合
- 韧带重建（Blatt、Brunelli、改良 Brunelli 等缝合方法，用锚钉、螺钉、肌腱条行骨间韧带重建）

动态 -CIND（症状：腕关节不稳，舟月未分离）
- 背侧关节囊固定术

月三角韧带

月骨三角骨融合韧带重建

腕中关节融合

舟月分离进行性塌陷

Ⅰ、Ⅱ度
- 腕中关节融合术（四角融合）（桡骨茎突切除）
- 去神经支配

- 近排腕骨切除（如果希望保留腕关节的部分运动功能）
- 去神经支配

Ⅲ度
- 腕中关节融合术
- 腕关节融合术 + 去神经支配

流程图 13.4

（黄建新　译，冯光　审校）

| 决策过程中的考虑因素 | 其他治疗选项或指引 | 警告、预防措施或陷阱 | □ 特别要强调的点 |

14
屈肌系统损伤

Ⅰ区和Ⅱ区损伤

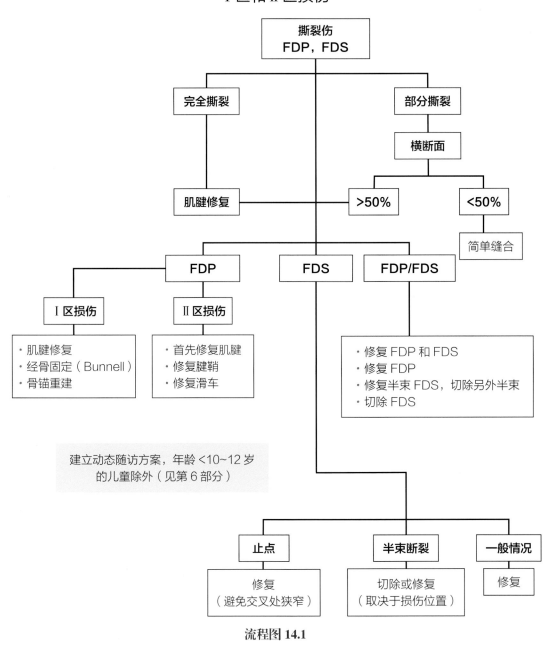

流程图 14.1

FDP：flexor digitorum profundus，指深屈肌。
FDS：flexor digitorum superficialis，指浅屈肌。

决策过程中的考虑因素　其他治疗选项或指引　警告、预防措施或陷阱　□ 特别要强调的点

肌腱缺损、毁损、撕裂

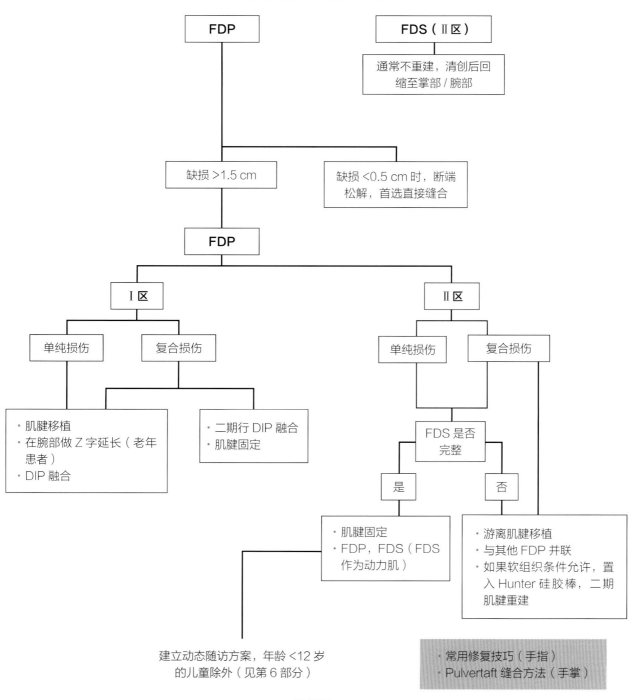

流程图 14.2

FDP：flexor digitorum profundus，指深屈肌。
FDS：flexor digitorum superficialis，指浅屈肌。
DIP：distal interphalangeal，远指间关节。

| 决策过程中的考虑因素 | 其他治疗选项或指引 | 警告、预防措施或陷阱 | 特别要强调的点 |

III 区和 IV 区损伤

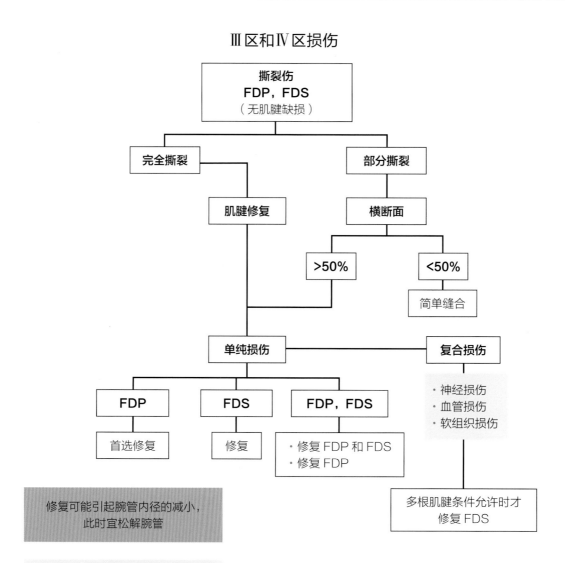

撕裂伤
FDP，FDS
（无肌腱缺损）

完全撕裂　　　部分撕裂

肌腱修复　　　横断面

>50%　　<50%

简单缝合

单纯损伤　　　复合损伤

·神经损伤
·血管损伤
·软组织损伤

FDP　　FDS　　FDP，FDS

首选修复　　修复　　·修复 FDP 和 FDS
　　　　　　　　　·修复 FDP

多根肌腱条件允许时才
修复 FDS

修复可能引起腕管内径的减小，
此时宜松解腕管

除 12 岁以下的儿童以外，应制
订动态随访方案（见第 6 部分）

流程图 14.3

FDP：flexor digitorum profundus，指深屈肌。
FDS：flexor digitorum superficialis，指浅屈肌。

| 决策过程中的考虑因素 | 其他治疗选项或指引 | 警告、预防措施或陷阱 | 特别要强调的点 |

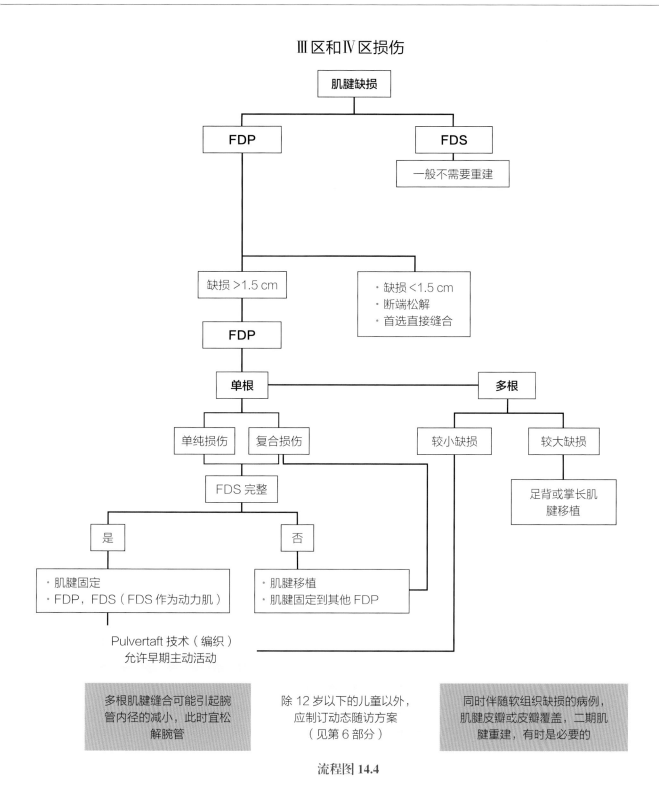

Ⅲ区和Ⅳ区损伤

流程图 14.4

FDP：flexor digitorum profundus，指深屈肌。
FDS：flexor digitorum superficialis，指浅屈肌。

| 决策过程中的考虑因素 | 其他治疗选项或指引 | 警告、预防措施或陷阱 | □ 特别要强调的点 |

V区和VI区（腕部 / 前臂）

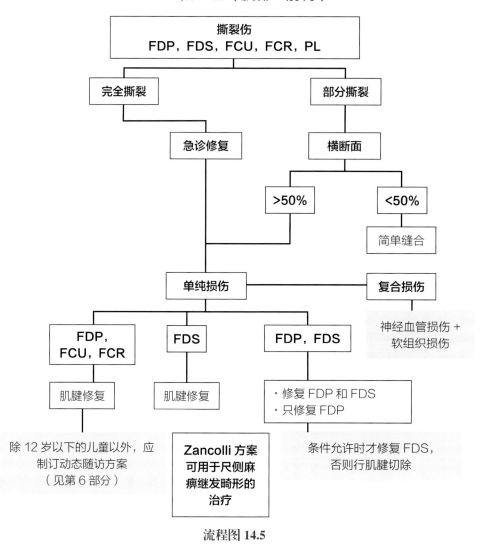

流程图 14.5

FDP：flexor digitorum profundus，指深屈肌。

FDS：flexor digitorum superficialis，指浅屈肌。

FCU：flexor carpi ulnaris，尺侧腕屈肌。

FCR：flexor carpi radialis，桡侧腕屈肌。

PL：palmaris longus，掌长肌。

| 决策过程中的考虑因素 | 其他治疗选项或指引 | 警告、预防措施或陷阱 | 特别要强调的点 |

V区和VI区（腕部/前臂）

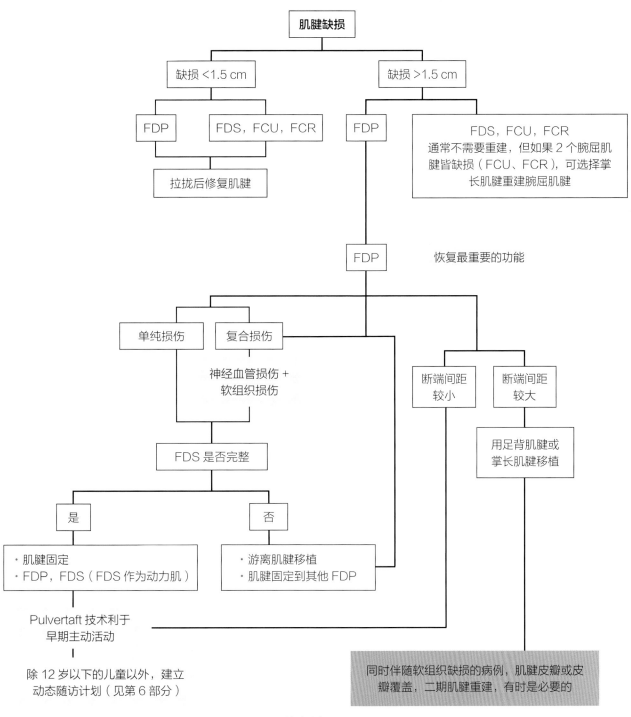

流程图 14.6

FDP：flexor digitorum profundus，指深屈肌。

FDS：flexor digitorum superficialis，指浅屈肌。

FCU：flexor carpi ulnaris，尺侧腕屈肌。

FCR：flexor carpi radialis，桡侧腕屈肌。

决策过程中的考虑因素 | 其他治疗选项或指引 | 警告、预防措施或陷阱 | ☐ 特别要强调的点

Ⅵ区（腱腹联合区）

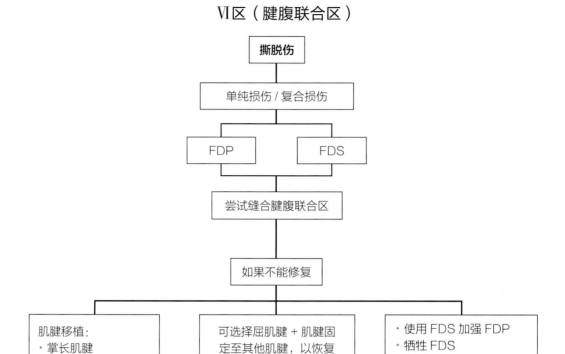

撕脱伤

单纯损伤 / 复合损伤

FDP　　　　　FDS

尝试缝合腱腹联合区

如果不能修复

肌腱移植：
· 掌长肌腱
· 阔筋膜张肌肌腱移植
· 延期或早期肌腱转位

可选择屈肌腱 + 肌腱固定至其他肌腱，以恢复剩余功能

· 使用 FDS 加强 FDP
· 牺牲 FDS

制动 3~4 周

流程图 14.7

FDP：flexor digitorum profundus，指深屈肌。
FDS：flexor digitorum superficialis，指浅屈肌。

| 决策过程中的考虑因素 | 其他治疗选项或指引 | 警告、预防措施或陷阱 | □ 特别要强调的点 |

前 臂

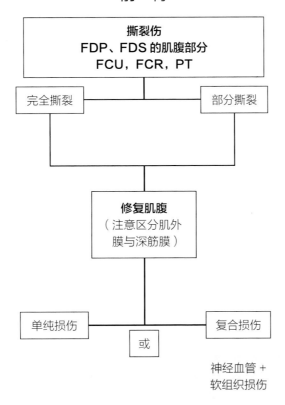

流程图 14.8

FDP: flexor digitorum profundus，指深屈肌。
FDS: flexor digitorum superficialis，指浅屈肌。
FCU: flexor carpi ulnaris，尺侧腕屈肌。
FCR: flexor carpi radialis，桡侧腕屈肌。
PT: pronator teres，旋前圆肌。

| 决策过程中的考虑因素 | 其他治疗选项或指引 | 警告、预防措施或陷阱 | 特别要强调的点 |

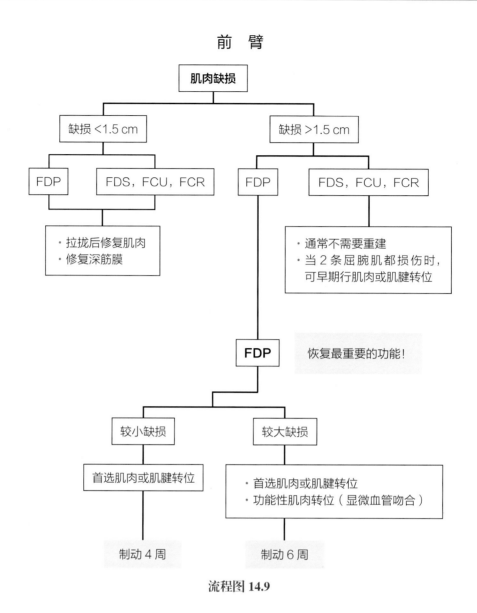

前 臂

流程图 14.9

FDP：flexor digitorum profundus，指深屈肌。

FDS：flexor digitorum superficialis，指浅屈肌。

FCU：flexor carpi ulnaris，尺侧腕屈肌。

FCR：flexor carpi radialis，桡侧腕屈肌。

| 决策过程中的考虑因素 | 其他治疗选项或指引 | 警告、预防措施或陷阱 | 特别要强调的点 |

前　臂

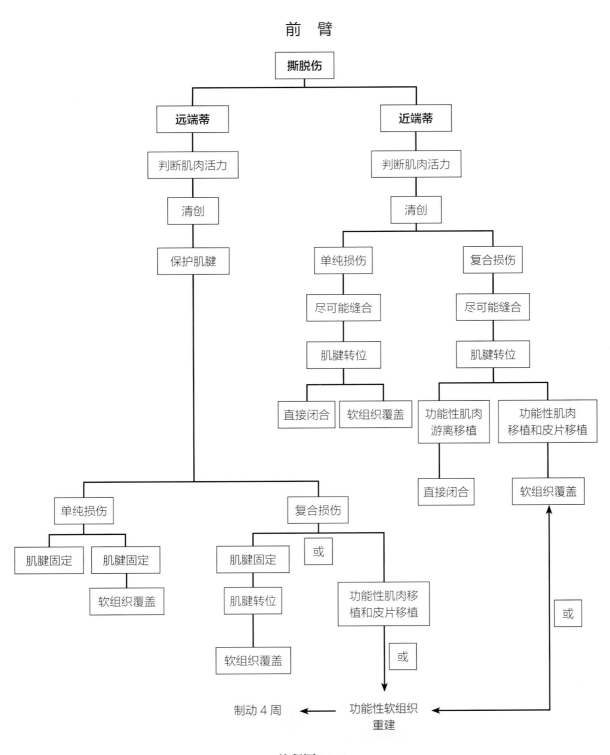

流程图 14.10

| 决策过程中的考虑因素 | 其他治疗选项或指引 | 警告、预防措施或陷阱 | □ 特别要强调的点 |

上臂和肘部

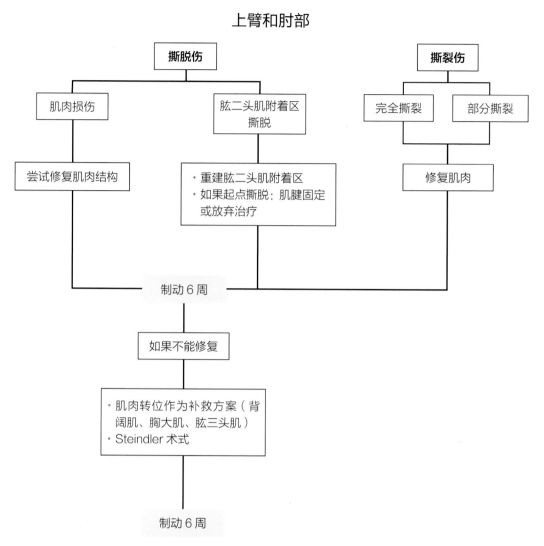

流程图 14.11

| 决策过程中的考虑因素 | 其他治疗选项或指引 | 警告、预防措施或陷阱 | □ 特别要强调的点 |

屈肌腱重建

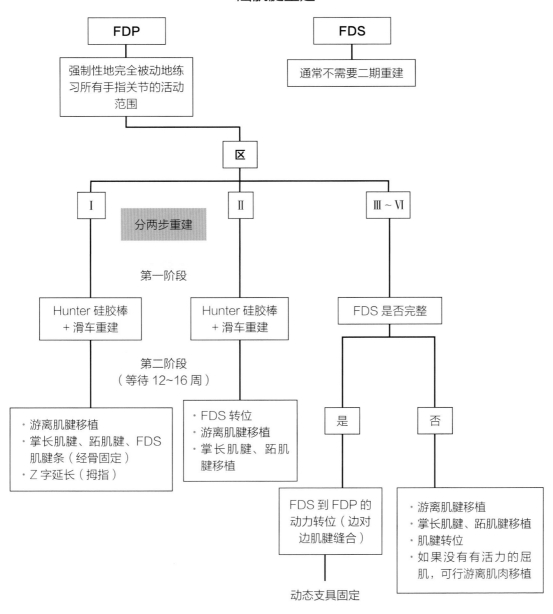

流程图 14.12

（黄建新 译，冯光 审校）

FDP：flexor digitorum profundus，指深屈肌。

FDS：flexor digitorum superficialis，指浅屈肌。

| 决策过程中的考虑因素 | 其他治疗选项或指引 | 警告、预防措施或陷阱 | □ 特别要强调的点 |

15
伸肌系统损伤

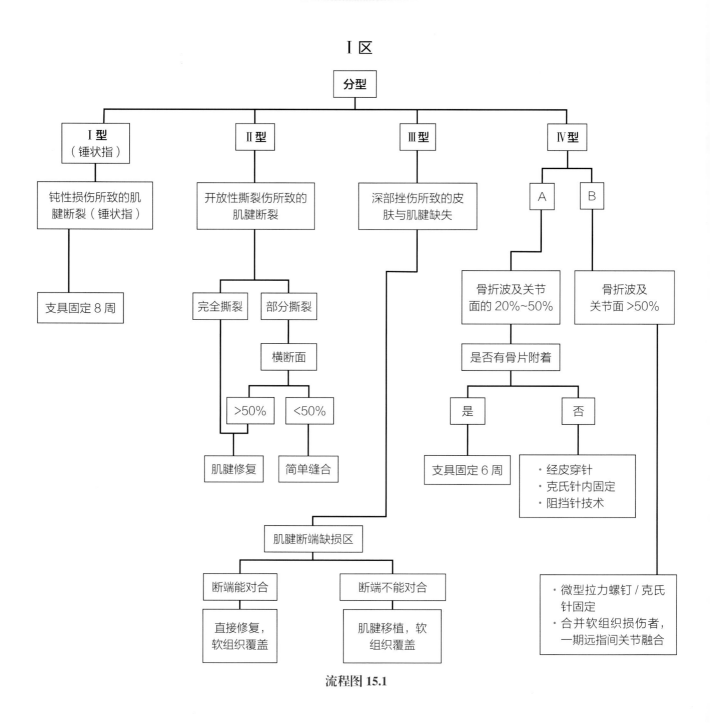

I 区

分型

I 型（锤状指）

钝性损伤所致的肌腱断裂（锤状指）

支具固定 8 周

II 型

开放性撕裂伤所致的肌腱断裂

完全撕裂　部分撕裂

横断面

>50%　<50%

肌腱修复　简单缝合

III 型

深部挫伤所致的皮肤与肌腱缺失

肌腱断端缺损区

断端能对合

直接修复，软组织覆盖

断端不能对合

肌腱移植，软组织覆盖

IV 型

A　B

骨折波及关节面的 20%~50%

是否有骨片附着

是　否

支具固定 6 周

· 经皮穿针
· 克氏针内固定
· 阻挡针技术

骨折波及关节面 >50%

· 微型拉力螺钉 / 克氏针固定
· 合并软组织损伤者，一期远指间关节融合

流程图 15.1

决策过程中的考虑因素　其他治疗选项或指引　警告、预防措施或陷阱　特别要强调的点

Ⅱ区和Ⅳ区拇指

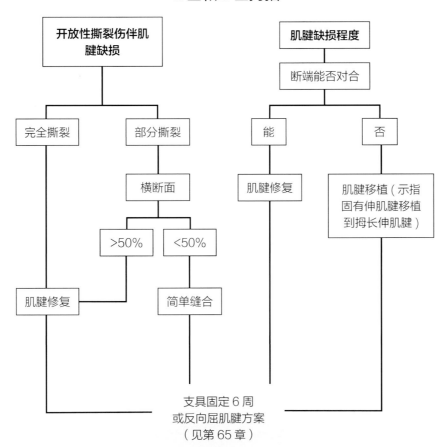

流程图 15.2

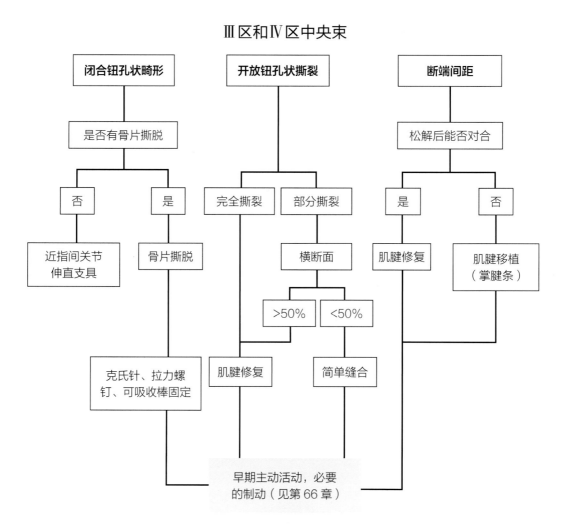

Ⅲ区和Ⅳ区中央束

流程图 **15.3**

| 决策过程中的考虑因素 | 其他治疗选项或指引 | 警告、预防措施或陷阱 | 特别要强调的点 |

V区和VI区拇指

```
          ┌──────────────┐      ┌──────────┐      ┌──────────┐
          │  闭合性断裂    │      │  撕裂伤   │      │ 断端间距  │
          │（EPL 最常见）  │      └────┬─────┘      └────┬─────┘
          └──────┬───────┘           │                 │
          ┌──────┴───────┐           │            ┌────┴──────┐
          │ 断端能否对合   │           │            │ 断端能否对合 │
          └──────┬───────┘           │            └────┬──────┘
```

- 闭合性断裂（EPL 最常见）
  - 断端能否对合
    - 能
      - 类风湿性关节炎的患者需要断端清理和肌腱修复，推荐肌腱转位
    - 否
      - 示指伸肌腱转位（Pulvertaft 技术）
      - 支具（3周）或早期动态化随访方案

- 撕裂伤
  - 完全撕裂
    - 肌腱修复
  - 部分撕裂
    - 横断面
      - >50%
        - 肌腱修复
      - <50%
        - 简单缝合
  - · 早期主动活动
  - · 反向屈肌腱方案（见第 65 章）

- 断端间距
  - 断端能否对合
    - 能
      - 肌腱修复
    - 否
      - · 肌腱转位
      - · 肌腱固定至其他伸肌腱
      - 支具或动态化随访方案

流程图 15.4

| 决策过程中的考虑因素 | 其他治疗选项或指引 | 警告、预防措施或陷阱 | 特别要强调的点 |

Ⅶ区

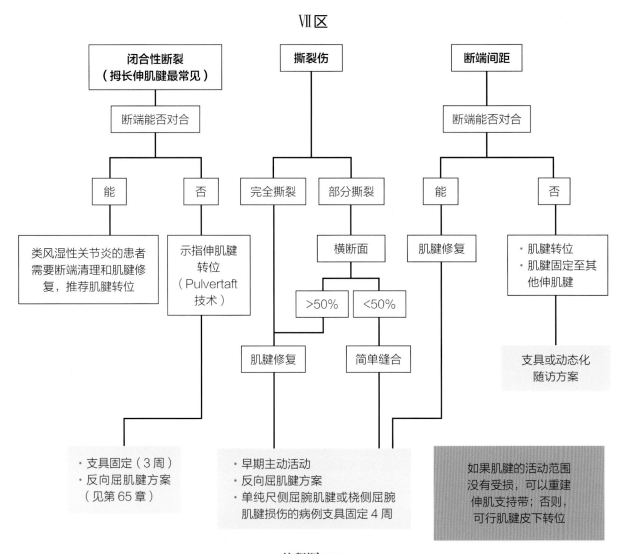

流程图 15.5

Ⅷ区

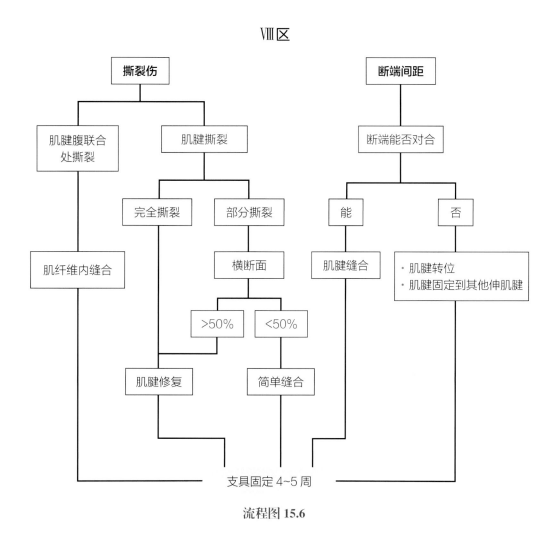

流程图 15.6

Ⅷ区前臂

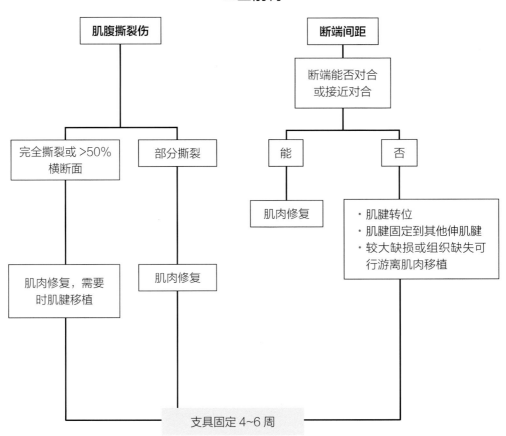

流程图 15.7

前　臂

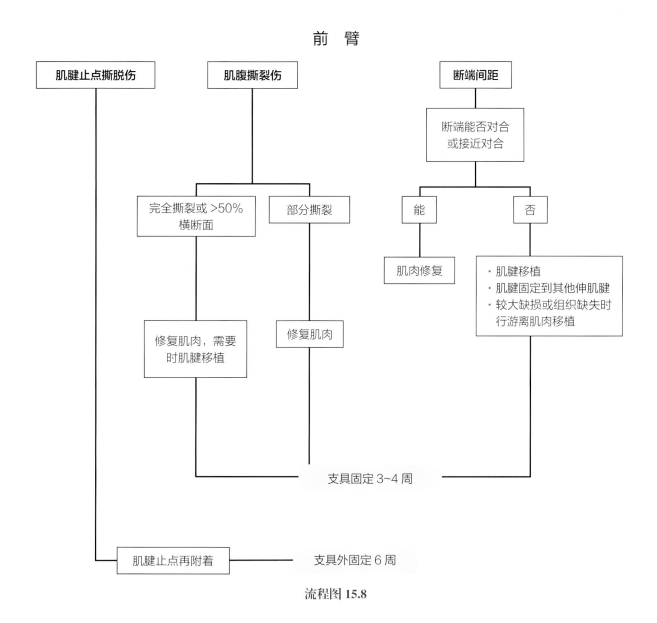

流程图 15.8

上　臂

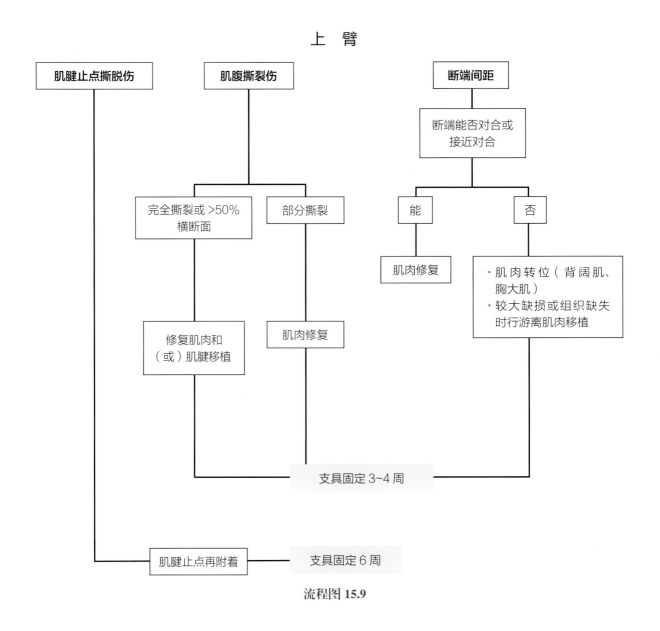

流程图 15.9

（黄建新　译，聂广辰　审校）

决策过程中的考虑因素	其他治疗选项或指引	警告、预防措施或陷阱	☐ 特别要强调的点

16
血 管

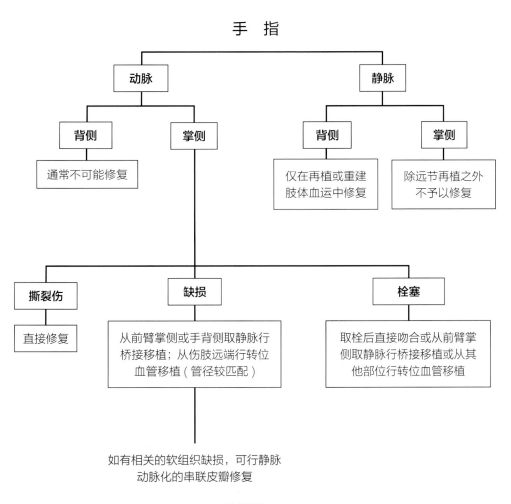

手 指

动脉

静脉

背侧

掌侧

背侧

掌侧

通常不可能修复

仅在再植或重建
肢体血运中修复

除远节再植之外
不予以修复

撕裂伤

缺损

栓塞

直接修复

从前臂掌侧或手背侧取静脉行
桥接移植；从伤肢远端行转位
血管移植（管径较匹配）

取栓后直接吻合或从前臂掌
侧取静脉行桥接移植或从其
他部位行转位血管移植

如有相关的软组织缺损，可行静脉
动脉化的串联皮瓣修复

流程图 16.1

决策过程中的考虑因素 | 其他治疗选项或指引 | 警告、预防措施或陷阱 | 特别要强调的点

手部掌、背侧

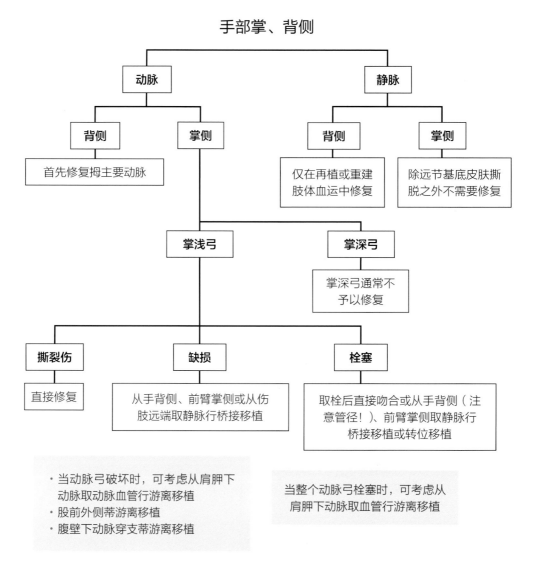

流程图 **16.2**

| 决策过程中的考虑因素 | 其他治疗选项或指引 | 警告、预防措施或陷阱 | □ 特别要强调的点 |

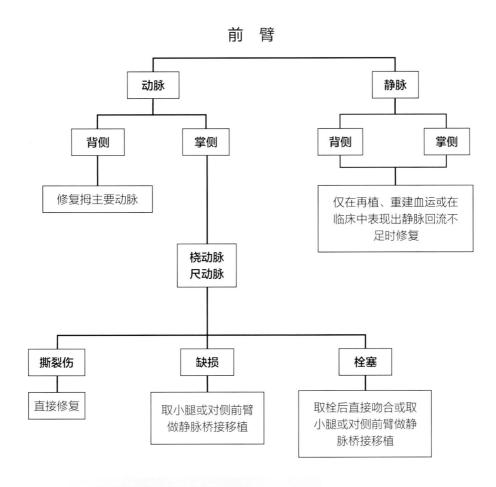

前 臂

动脉

背侧　　掌侧

修复拇主要动脉

桡动脉
尺动脉

静脉

背侧　　掌侧

仅在再植、重建血运或在
临床中表现出静脉回流不
足时修复

撕裂伤

直接修复

缺损

取小腿或对侧前臂
做静脉桥接移植

栓塞

取栓后直接吻合或取
小腿或对侧前臂做静
脉桥接移植

通常修复两根动脉的原因如下：
· 储备血容量
· 防止有可能的由创伤带来的二次栓塞
· 防止后期再损伤

流程图 16.3

| 决策过程中的考虑因素 | 其他治疗选项或指引 | 警告、预防措施或陷阱 | 特别要强调的点 |

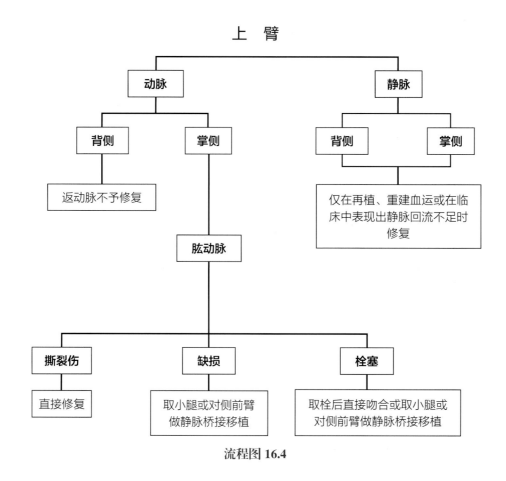

流程图 16.4

（周彤 译，刘波 审校）

17
神　经

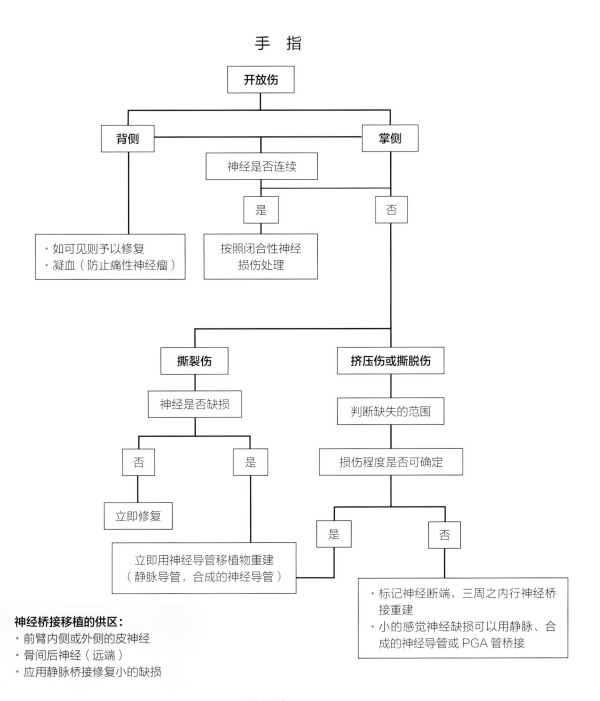

手　指

开放伤

背侧　　　　　　　　　　　　　掌侧

神经是否连续

是　　　　　　否

· 如可见则予以修复
· 凝血（防止痛性神经瘤）

按照闭合性神经
损伤处理

撕裂伤　　　　　　　　　　挤压伤或撕脱伤

神经是否缺损　　　　　　　判断缺失的范围

否　　　　　是　　　　　损伤程度是否可确定

立即修复　　　　　　　　　　　是　　　　　否

立即用神经导管移植物重建
（静脉导管，合成的神经导管）

· 标记神经断端，三周之内行神经桥
接重建
· 小的感觉神经缺损可以用静脉、合
成的神经导管或 PGA 管桥接

神经桥接移植的供区：
· 前臂内侧或外侧的皮神经
· 骨间后神经（远端）
· 应用静脉桥接修复小的缺损

流程图 17.1

| 决策过程中的考虑因素 | 其他治疗选项或指引 | 警告、预防措施或陷阱 | □ 特别要强调的点 |

手掌 / 手背

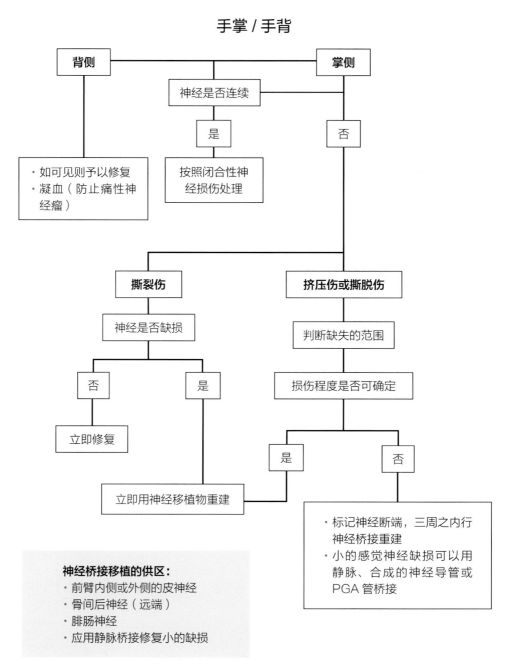

神经桥接移植的供区：
· 前臂内侧或外侧的皮神经
· 骨间后神经（远端）
· 腓肠神经
· 应用静脉桥接修复小的缺损

流程图 17.2

决策过程中的考虑因素	其他治疗选项或指引	警告、预防措施或陷阱	特别要强调的点

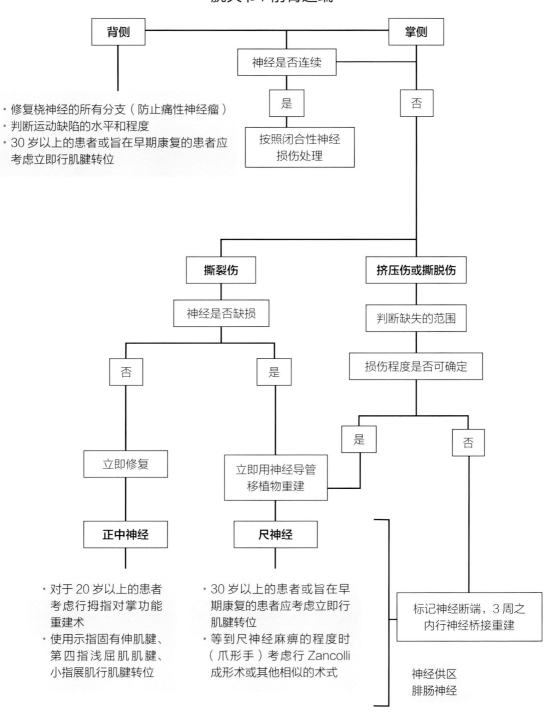

腕关节 / 前臂远端

流程图 **17.3**

决策过程中的考虑因素　其他治疗选项或指引　警告、预防措施或陷阱　□ 特别要强调的点

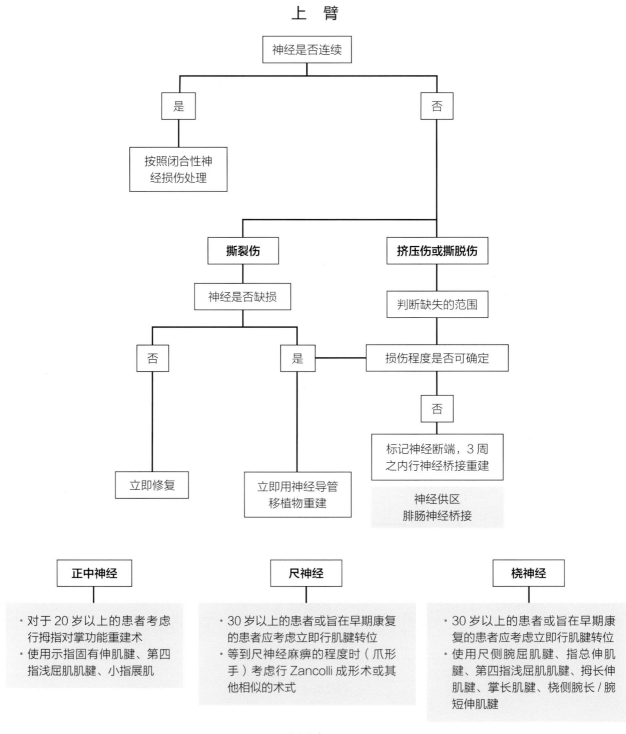

上　臂

神经是否连续

是

否

按照闭合性神经损伤处理

撕裂伤

挤压伤或撕脱伤

神经是否缺损

判断缺失的范围

否

是

损伤程度是否可确定

否

立即修复

立即用神经导管移植物重建

标记神经断端，3 周之内行神经桥接重建

神经供区腓肠神经桥接

正中神经

· 对于 20 岁以上的患者考虑行拇指对掌功能重建术
· 使用示指固有伸肌肌腱、第四指浅屈肌肌腱、小指展肌

尺神经

· 30 岁以上的患者或旨在早期康复的患者应考虑立即行肌腱转位
· 等到尺神经麻痹的程度时（爪形手）考虑行 Zancolli 成形术或其他相似的术式

桡神经

· 30 岁以上的患者或旨在早期康复的患者应考虑立即行肌腱转位
· 使用尺侧腕屈肌肌腱、指总伸肌腱、第四指浅屈肌肌腱、拇长伸肌肌腱、掌长肌肌腱、桡侧腕长 / 腕短伸肌腱

流程图 17.4

| 决策过程中的考虑因素 | 其他治疗选项或指引 | 警告、预防措施或陷阱 | 特别要强调的点 |

闭合性神经损伤

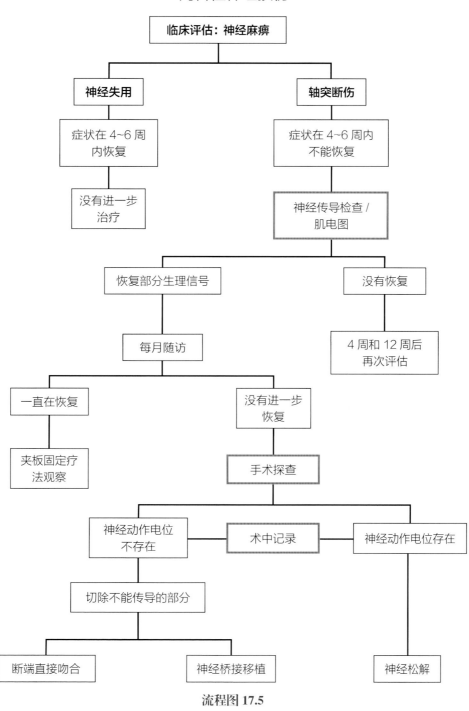

流程图 17.5

闭合性全臂丛损伤

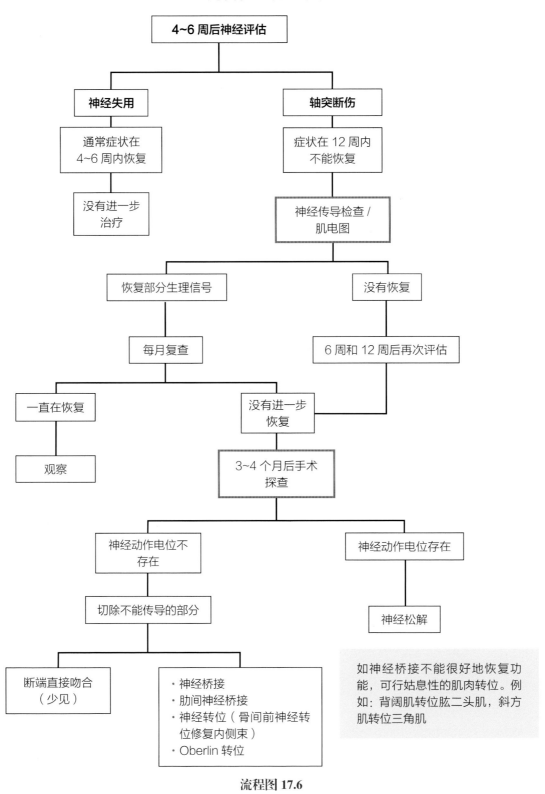

流程图 17.6

如神经桥接不能很好地恢复功能，可行姑息性的肌肉转位。例如：背阔肌转位肱二头肌，斜方肌转位三角肌

| 决策过程中的考虑因素 | 其他治疗选项或指引 | 警告、预防措施或陷阱 | 特别要强调的点 |

二期神经重建

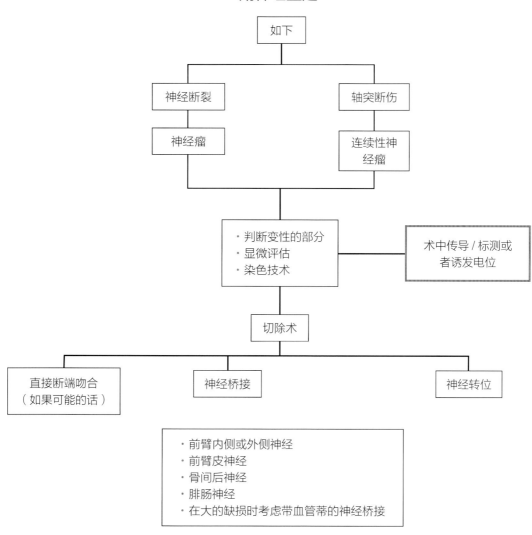

流程图 17.7

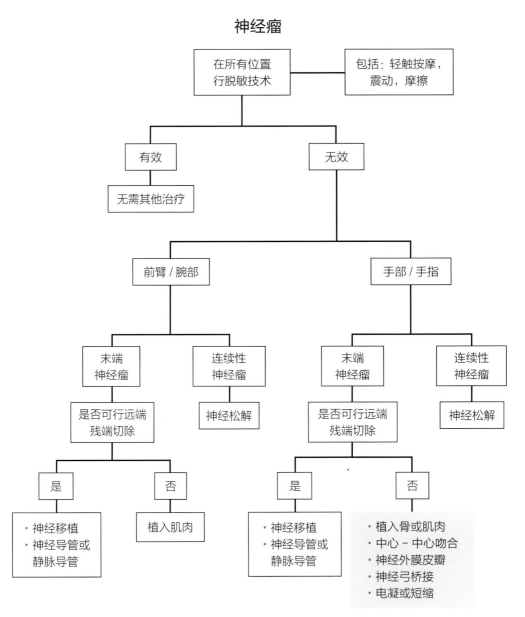

流程图 17.8

（周彤　译，田林　审校）

决策过程中的考虑因素 ｜ 其他治疗选项或指引 ｜ 警告、预防措施或陷阱 ｜ □ 特别要强调的点

18
皮肤和软组织

指甲复合体损伤——甲板和生发基质

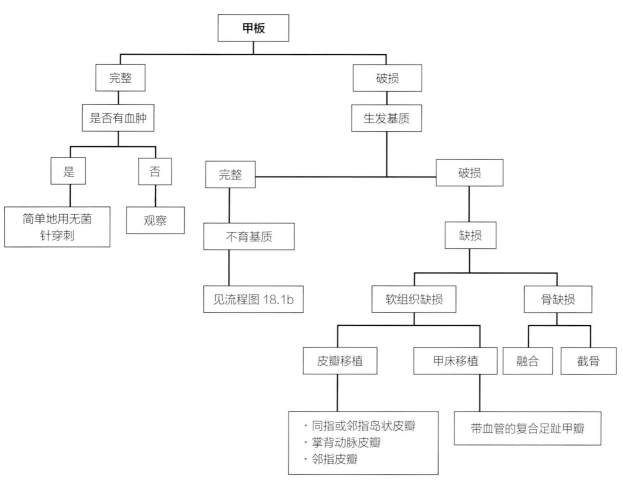

流程图 18.1a

指甲复合体损伤——不育基质

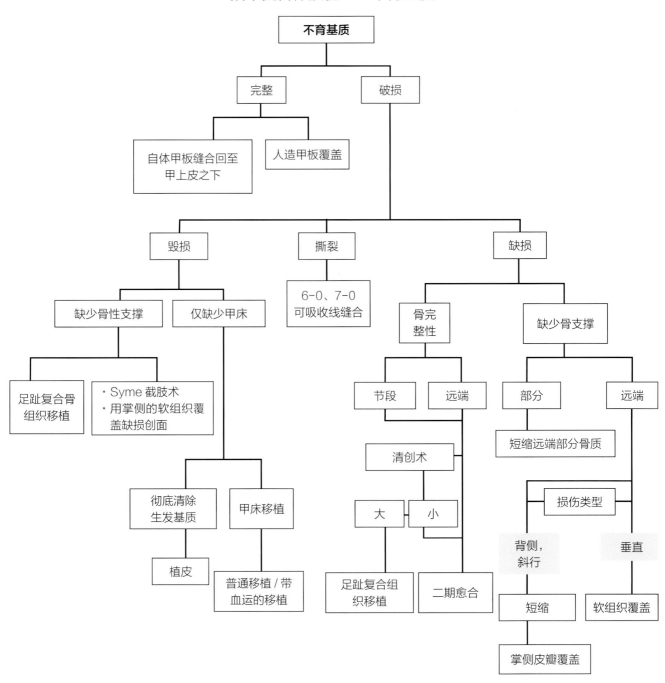

流程图 **18.1b**

指 尖

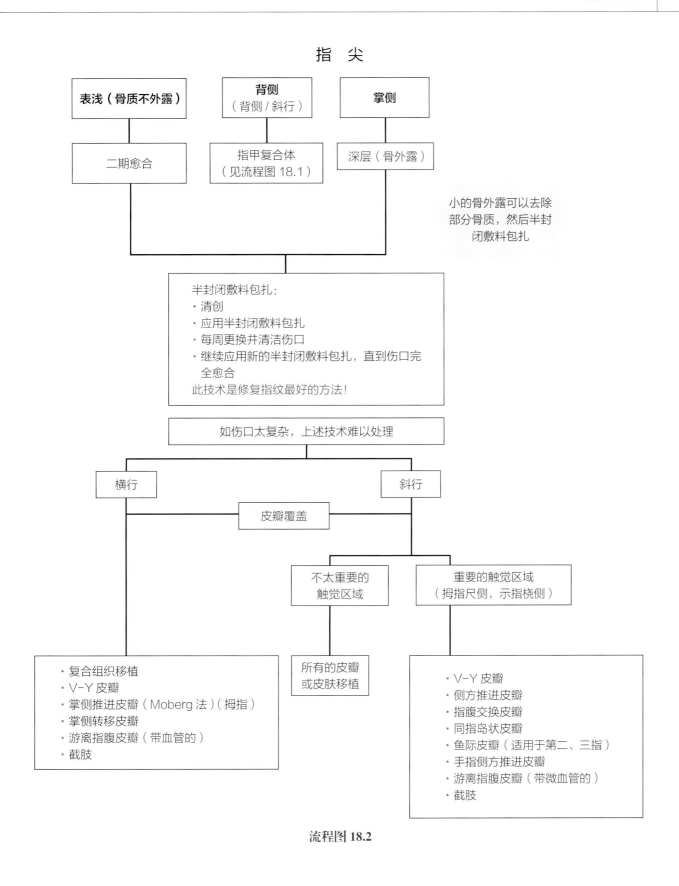

流程图 18.2

| 决策过程中的考虑因素 | 其他治疗选项或指引 | 警告、预防措施或陷阱 | □ 特别要强调的点 |

拇 指

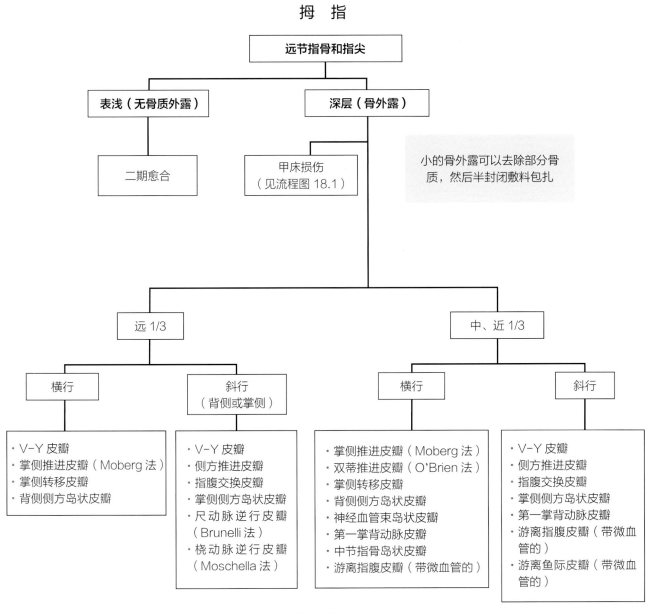

流程图 **18.3**

| 决策过程中的考虑因素 | 其他治疗选项或指引 | 警告、预防措施或陷阱 | 特别要强调的点 |

拇 指

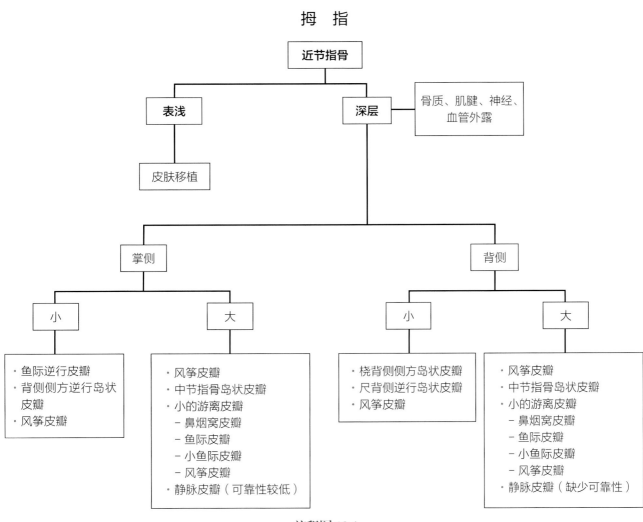

流程图 18.4

拇　指

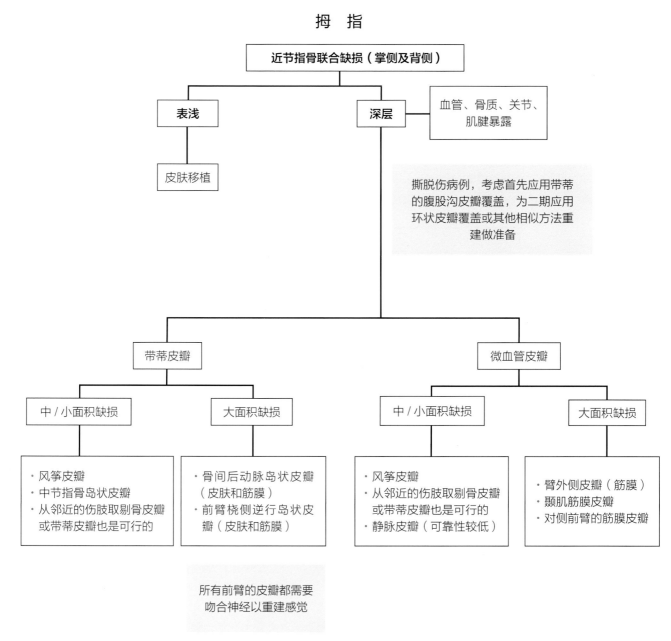

近节指骨联合缺损（掌侧及背侧）

表浅 → 皮肤移植

深层 → 血管、骨质、关节、肌腱暴露

撕脱伤病例，考虑首先应用带蒂的腹股沟皮瓣覆盖，为二期应用环状皮瓣覆盖或其他相似方法重建做准备

带蒂皮瓣
- 中 / 小面积缺损
  - 风筝皮瓣
  - 中节指骨岛状皮瓣
  - 从邻近的伤肢取剔骨皮瓣或带蒂皮瓣也是可行的
- 大面积缺损
  - 骨间后动脉岛状皮瓣（皮肤和筋膜）
  - 前臂桡侧逆行岛状皮瓣（皮肤和筋膜）

微血管皮瓣
- 中 / 小面积缺损
  - 风筝皮瓣
  - 从邻近的伤肢取剔骨皮瓣或带蒂皮瓣也是可行的
  - 静脉皮瓣（可靠性较低）
- 大面积缺损
  - 臂外侧皮瓣（筋膜）
  - 颞肌筋膜皮瓣
  - 对侧前臂的筋膜皮瓣

所有前臂的皮瓣都需要吻合神经以重建感觉

流程图 18.5

决策过程中的考虑因素　　其他治疗选项或指引　　警告、预防措施或陷阱　　□ 特别要强调的点

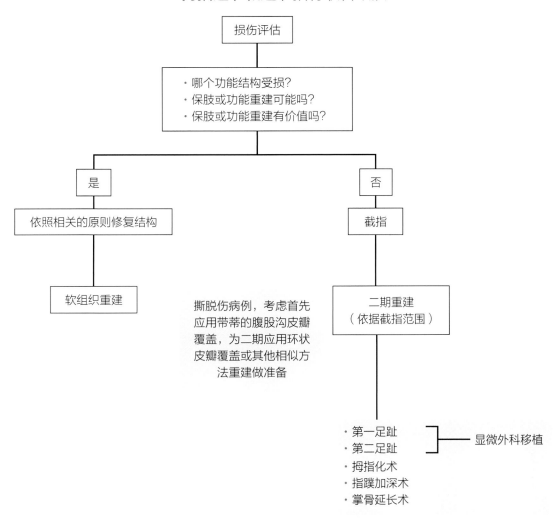

拇指近节和远节指骨联合缺损

损伤评估

- 哪个功能结构受损？
- 保肢或功能重建可能吗？
- 保肢或功能重建有价值吗？

是

依照相关的原则修复结构

软组织重建

撕脱伤病例，考虑首先应用带蒂的腹股沟皮瓣覆盖，为二期应用环状皮瓣覆盖或其他相似方法重建做准备

否

截指

二期重建
（依据截指范围）

- 第一足趾
- 第二足趾 —— 显微外科移植
- 拇指化术
- 指蹼加深术
- 掌骨延长术

流程图 18.6

决策过程中的考虑因素	其他治疗选项或指引	警告、预防措施或陷阱	□ 特别要强调的点

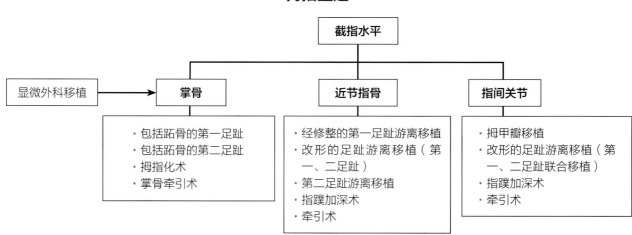

拇指重建

流程图 18.7

手　指

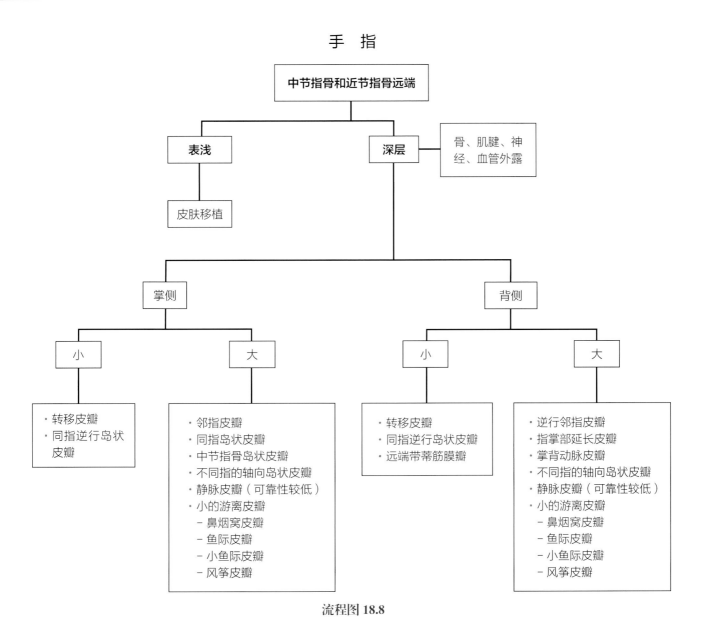

流程图 18.8

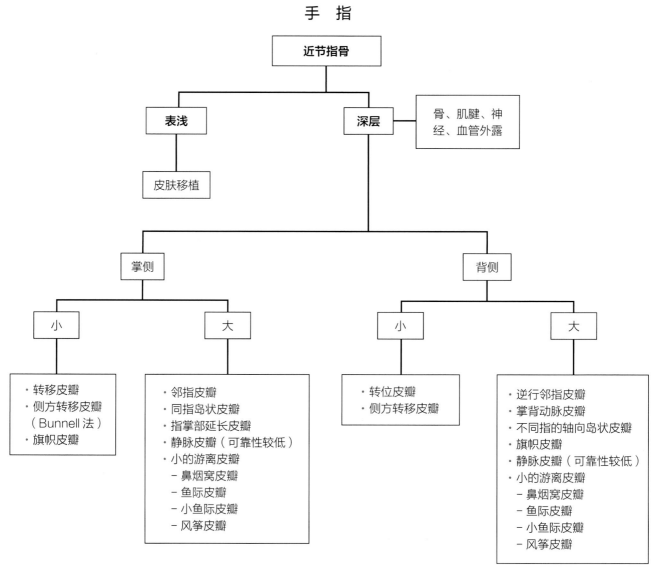

流程图 18.9

手 指

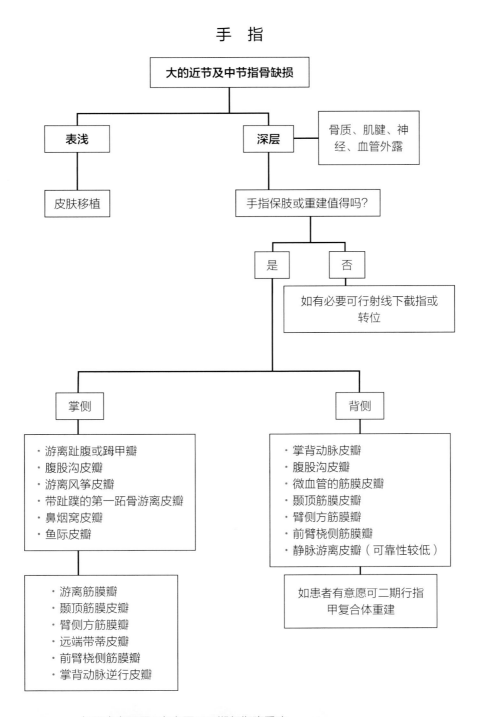

如果患者需要 / 有意愿可二期行指腹重建：
· 不同指的岛状皮瓣（Littler 皮瓣）
· 游离趾腹或蹞甲瓣

流程图 18.10

| 决策过程中的考虑因素 | 其他治疗选项或指引 | 警告、预防措施或陷阱 | 特别要强调的点 |

多指损伤

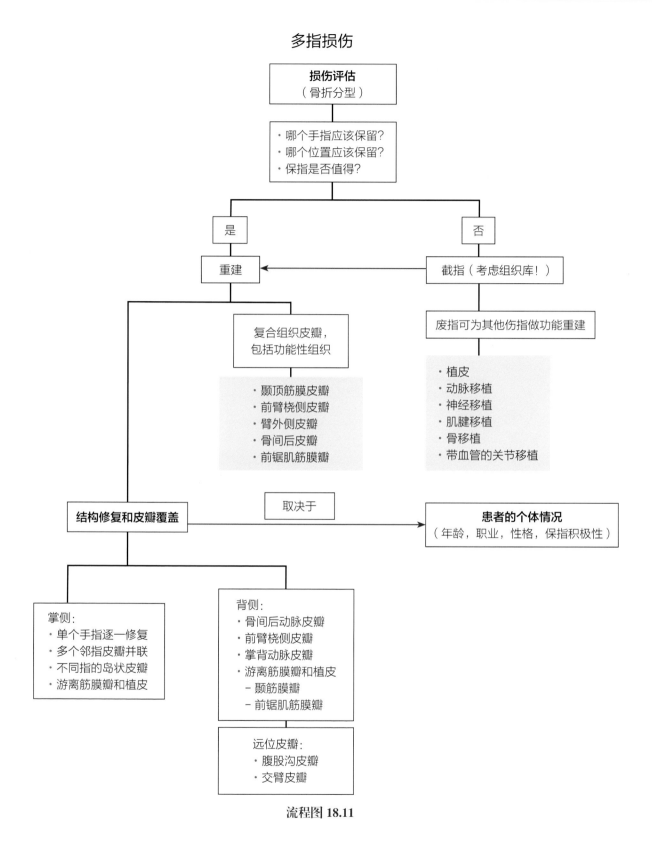

损伤评估
（骨折分型）

· 哪个手指应该保留？
· 哪个位置应该保留？
· 保指是否值得？

是　　　　　　　　　　　　　　**否**

重建　←　　　　　　　　　　　**截指（考虑组织库！）**

复合组织皮瓣，
包括功能性组织

· 颞顶筋膜皮瓣
· 前臂桡侧皮瓣
· 臂外侧皮瓣
· 骨间后皮瓣
· 前锯肌筋膜瓣

废指可为其他伤指做功能重建

· 植皮
· 动脉移植
· 神经移植
· 肌腱移植
· 骨移植
· 带血管的关节移植

结构修复和皮瓣覆盖　　**取决于**　　→　　**患者的个体情况**
（年龄，职业，性格，保指积极性）

掌侧：
· 单个手指逐一修复
· 多个邻指皮瓣并联
· 不同指的岛状皮瓣
· 游离筋膜瓣和植皮

背侧：
· 骨间后动脉皮瓣
· 前臂桡侧皮瓣
· 掌背动脉皮瓣
· 游离筋膜瓣和植皮
　– 颞筋膜瓣
　– 前锯肌筋膜瓣

远位皮瓣：
· 腹股沟皮瓣
· 交臂皮瓣

流程图 18.11

| 决策过程中的考虑因素 | 其他治疗选项或指引 | 警告、预防措施或陷阱 | 特别要强调的点 |

手　掌

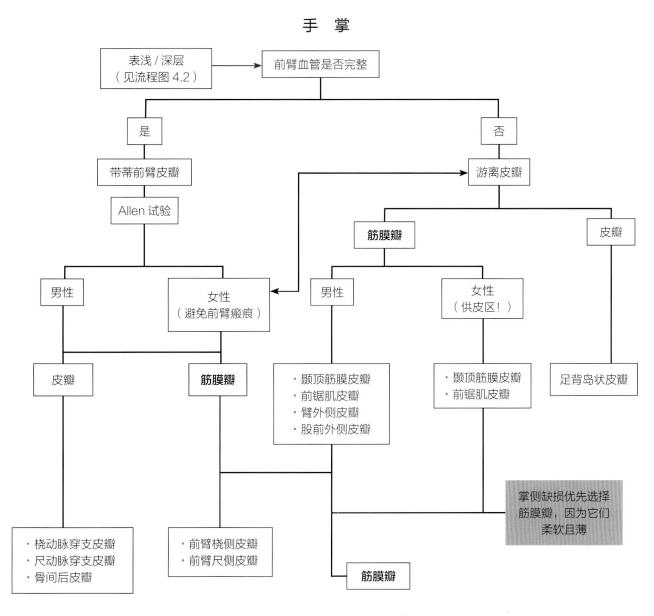

· 据报道所有类型的带蒂皮瓣都出现过局部坏死，所以
当发现皮瓣血运出现问题时应考虑二期植皮
· 筋膜瓣会增加毛细血管血流能力，在这些病例中仍建
议二期植皮

技巧提示：
· 行带蒂皮瓣转移同时取皮
· 储存于冷库之中
· 将导管放置于臂丛以镇痛
· 在经过一个 2~3 天的肉芽组织生成期后再植皮

流程图 18.12

决策过程中的考虑因素	其他治疗选项或指引	警告、预防措施或陷阱	特别要强调的点

手背侧缺损

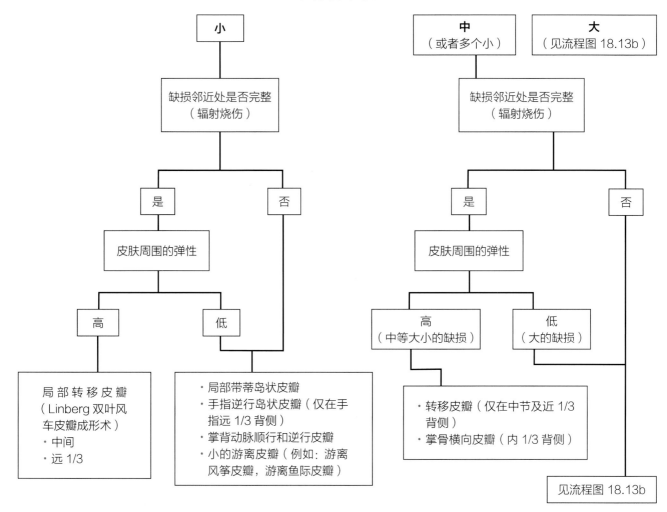

流程图 18.13a

手背侧缺损

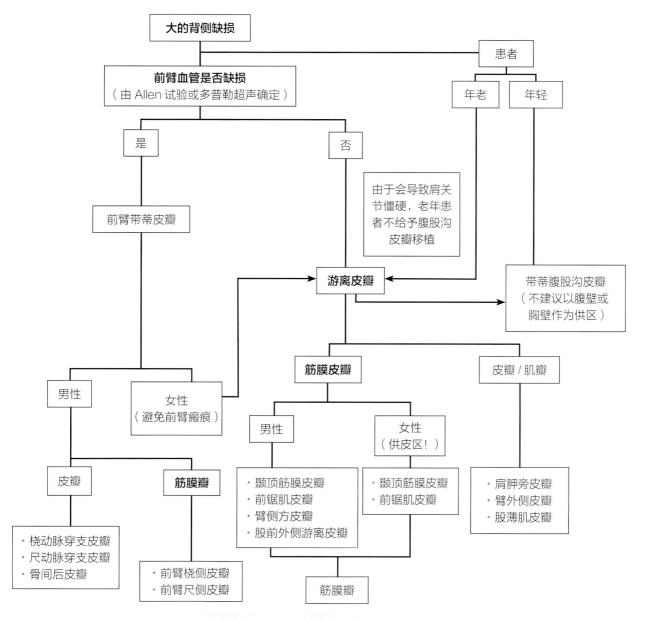

· 据报道所有类型的带蒂皮瓣都出现过局部坏死，所以当发现皮
  瓣血运出现问题时应考虑二期植皮
· 筋膜瓣会增加毛细血管血流能力
· 在这些病例中仍建议二期植皮

技巧提示：
· 行带蒂皮瓣转移同时取皮
· 储存于冷库之中
· 将导管放置于臂丛神经以镇痛
· 在经过一个 2~3 天的肉芽组织生成期后再植皮

流程图 18.13b

| 决策过程中的考虑因素 | 其他治疗选项或指引 | 警告、预防措施或陷阱 | □ 特别要强调的点 |

掌背侧复杂缺损

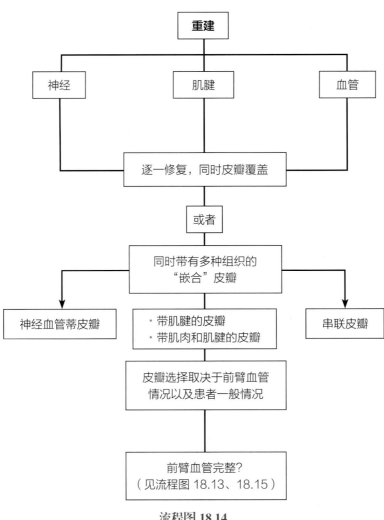

流程图 18.14

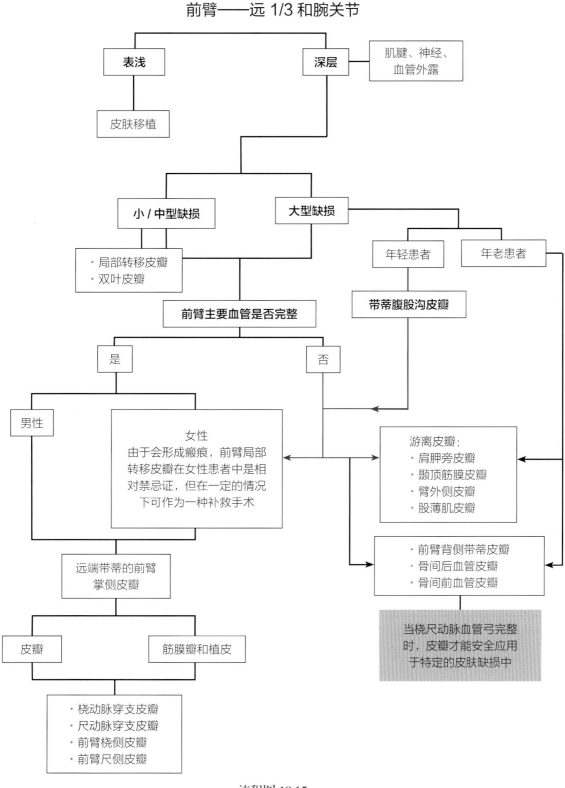

流程图 18.15

前臂——中 1/3

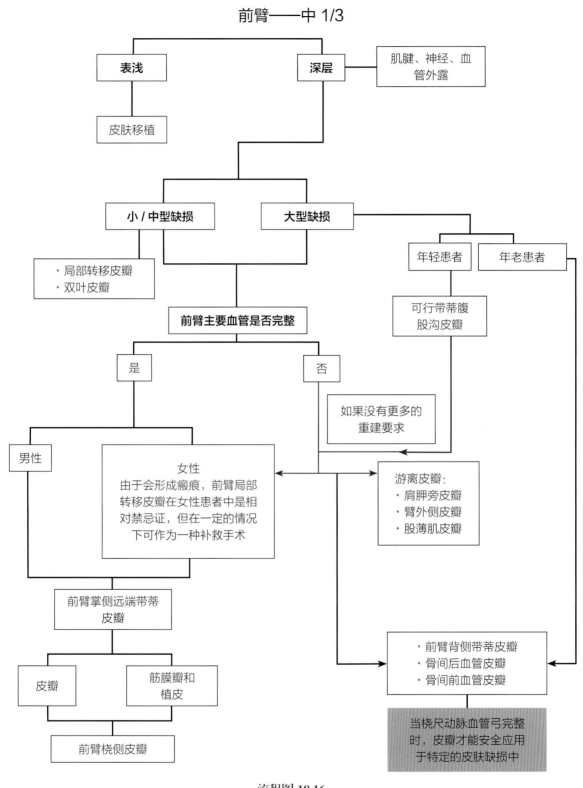

流程图 18.16

| 决策过程中的考虑因素 | 其他治疗选项或指引 | 警告、预防措施或陷阱 | □ 特别要强调的点 |

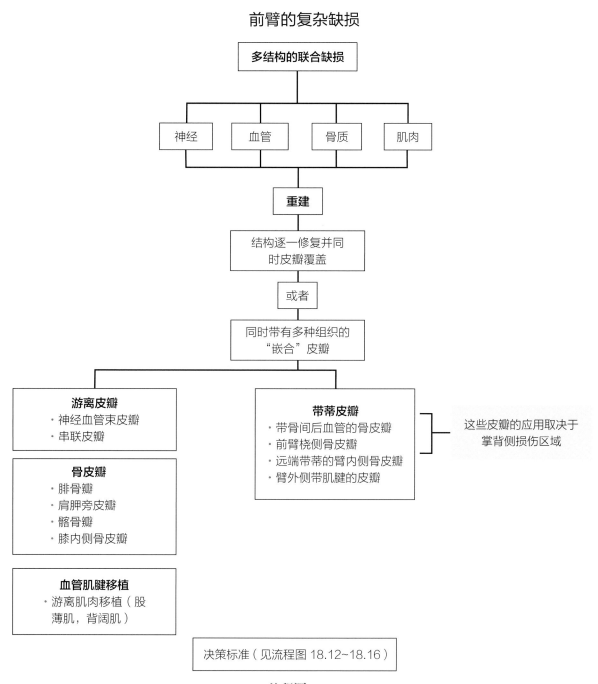

流程图 18.17

| 决策过程中的考虑因素 | 其他治疗选项或指引 | 警告、预防措施或陷阱 | □ 特别要强调的点 |

肘关节前侧和前臂近端

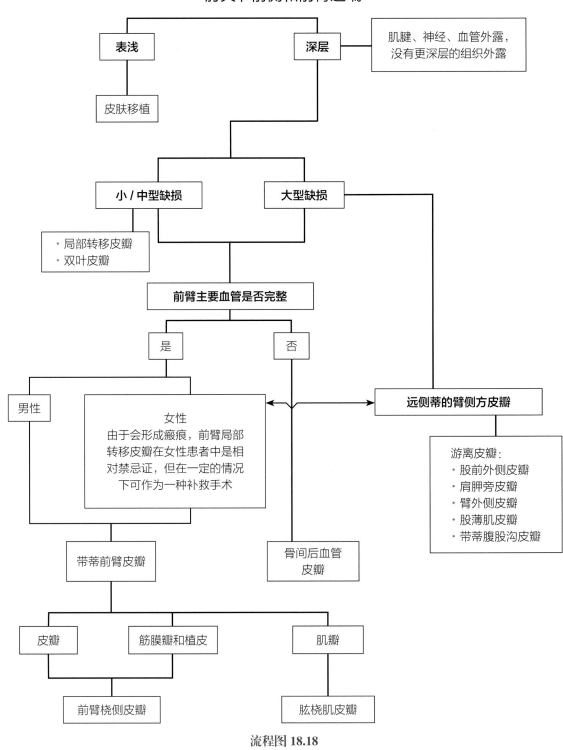

流程图 18.18

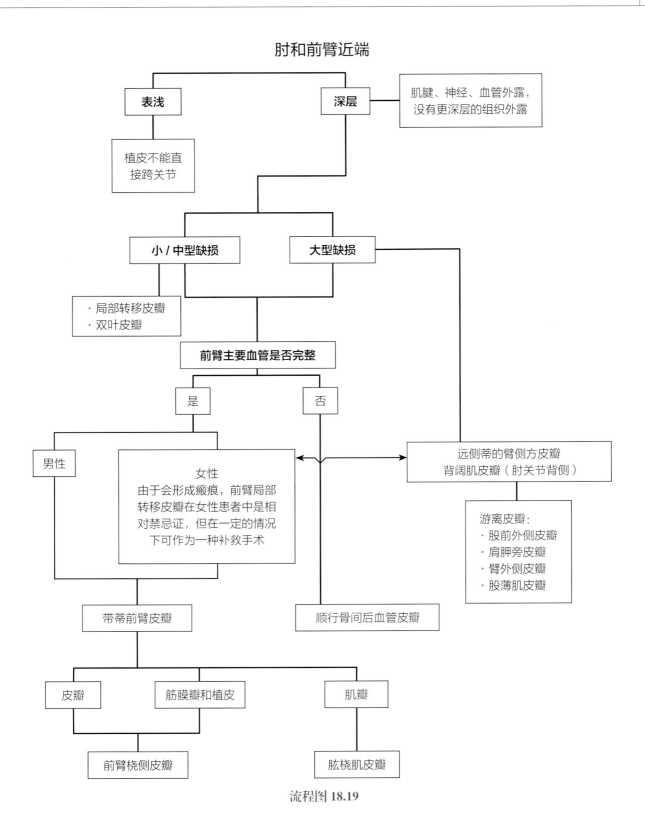

流程图 **18.19**

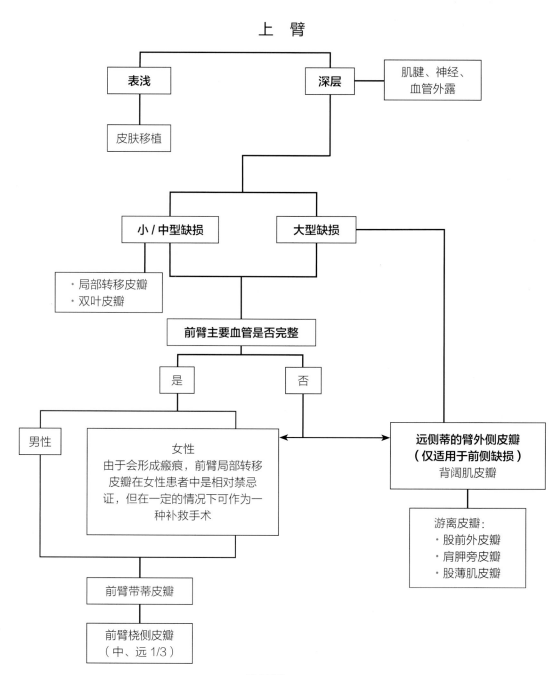

流程图 **18.20**

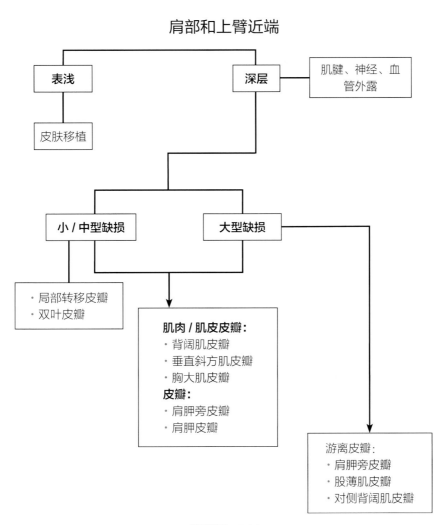

流程图 **18.21**

上臂复杂缺损

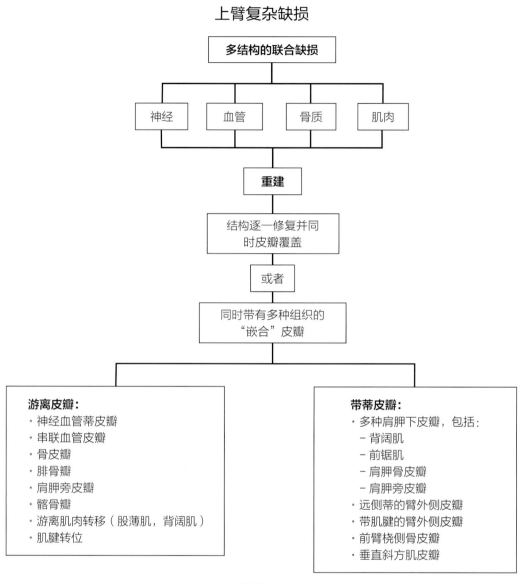

流程图 18.22

（周彤　译，田林　审校）

第 4 部分

临床病例
Clinical Examples

19
枪击伤

病史：23 岁男性的手部枪击伤创面。

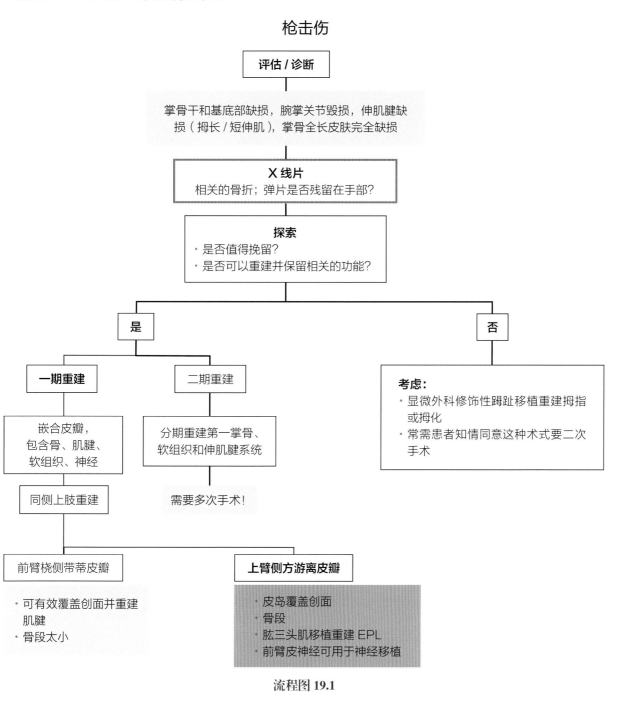

枪击伤

评估 / 诊断

掌骨干和基底部缺损，腕掌关节毁损，伸肌腱缺损（拇长 / 短伸肌），掌骨全长皮肤完全缺损

X 线片
相关的骨折；弹片是否残留在手部？

探索
· 是否值得挽留？
· 是否可以重建并保留相关的功能？

是　　　　　　　　　　　　　　　　　否

一期重建　　　　　二期重建

嵌合皮瓣，包含骨、肌腱、软组织、神经

分期重建第一掌骨、软组织和伸肌腱系统

考虑：
· 显微外科修饰性踇趾移植重建拇指或拇化
· 常需患者知情同意这种术式要二次手术

同侧上肢重建

需要多次手术！

前臂桡侧带蒂皮瓣　　　　**上臂侧方游离皮瓣**

· 可有效覆盖创面并重建肌腱
· 骨段太小

· 皮岛覆盖创面
· 骨段
· 肱三头肌移植重建 EPL
· 前臂皮神经可用于神经移植

流程图 **19.1**

| 决策过程中的考虑因素 | 其他治疗选项或指引 | 警告、预防措施或陷阱 | 特别要强调的点 |

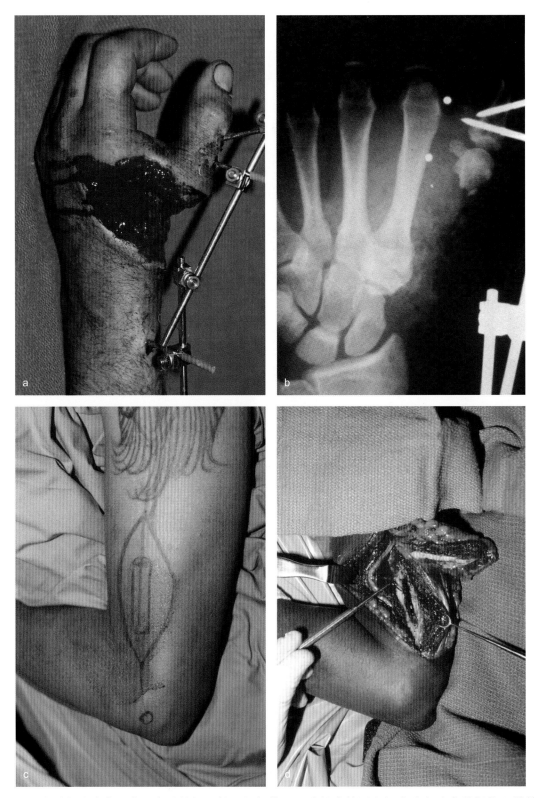

图 19.1　a. 这是个手部枪击伤患者，掌骨缺损，软组织损伤。b. 跨越式外固定架来稳定残存的拇指以维持虎口的位置。c. 设计包含部分肱骨的骨皮瓣。d. 皮瓣带桡侧副动脉后支掀起。复合皮瓣包括皮肤、皮下组织和血管化的骨质。

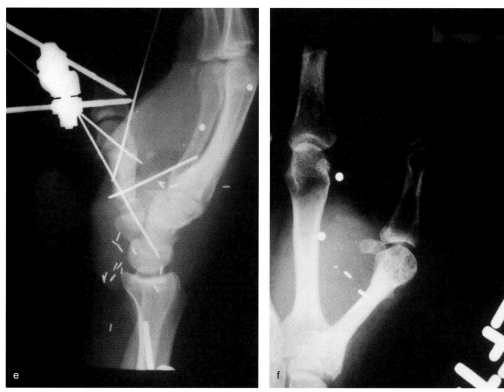

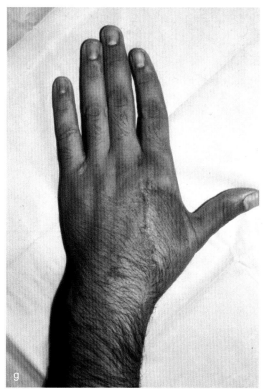

图 19.1（续） e、f. 带血管化骨瓣移植需固定至愈合，以重建掌骨。g. 患者手部重建的最终外观。拇指功能和虎口张开恢复，二期进行游离肌腱移植重建拇长伸肌。

（周彤　译，田林　审校）

20
烧 伤

病史: 22 岁女性患者, 手背Ⅲ度烧伤。左腿Ⅱ度烧伤, 可自行愈合。

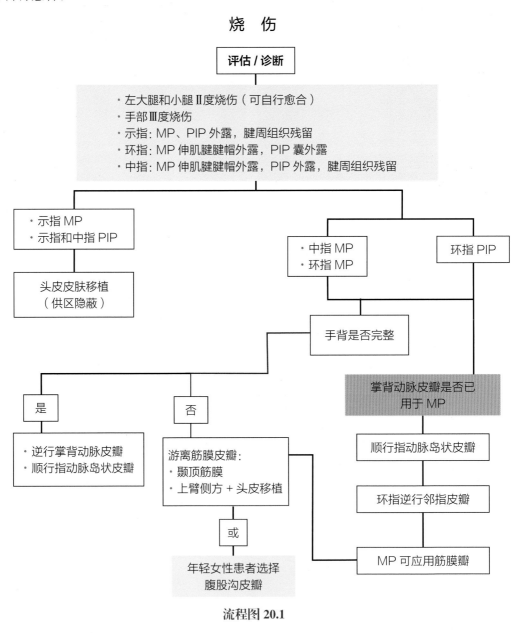

烧 伤

评估 / 诊断

- 左大腿和小腿Ⅱ度烧伤 (可自行愈合)
- 手部Ⅲ度烧伤
- 示指: MP、PIP 外露, 腱周组织残留
- 环指: MP 伸肌腱腱帽外露, PIP 囊外露
- 中指: MP 伸肌腱腱帽外露, PIP 外露, 腱周组织残留

- 示指 MP
- 示指和中指 PIP

头皮皮肤移植
(供区隐蔽)

- 中指 MP
- 环指 MP

环指 PIP

手背是否完整

掌背动脉皮瓣是否已
用于 MP

是

否

顺行指动脉岛状皮瓣

- 逆行掌背动脉皮瓣
- 顺行指动脉岛状皮瓣

游离筋膜皮瓣:
- 颞顶筋膜
- 上臂侧方 + 头皮移植

环指逆行邻指皮瓣

或

MP 可应用筋膜瓣

年轻女性患者选择
腹股沟皮瓣

流程图 20.1

MP: metacarpophalangeal, 掌指关节。
PIP: proximal interphalangeal, 近指间关节。

| 决策过程中的考虑因素 | 其他治疗选项或指引 | 警告、预防措施或陷阱 | 特别要强调的点 |

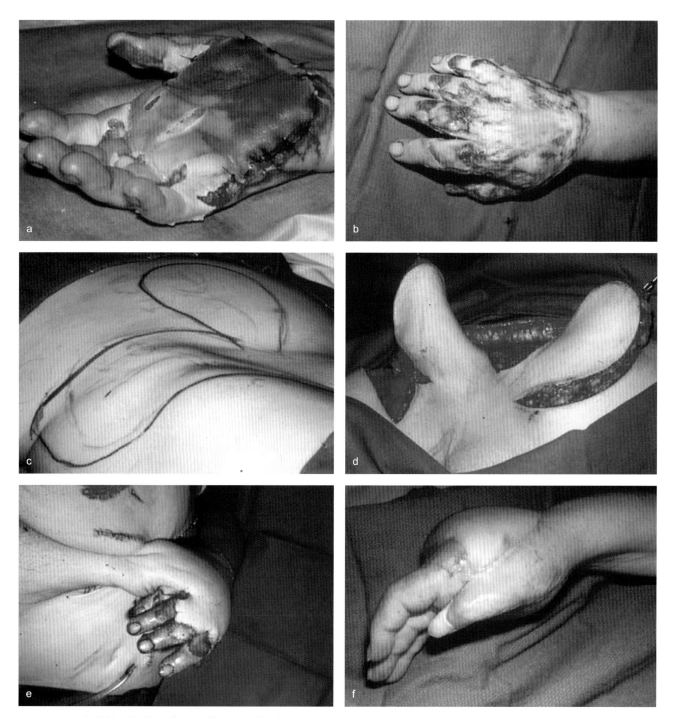

图 20.1　a. 患者热压机挤压伤、烫伤。手掌撕脱，部分坏死。b. 手背侧Ⅲ度烧伤。c. 设计旋髂深动脉和旋髂浅动脉皮瓣。d. 皮瓣掀起。e. 两皮瓣覆盖手部创面。f. 手部显示行组织扩张之前的虎口挛缩。

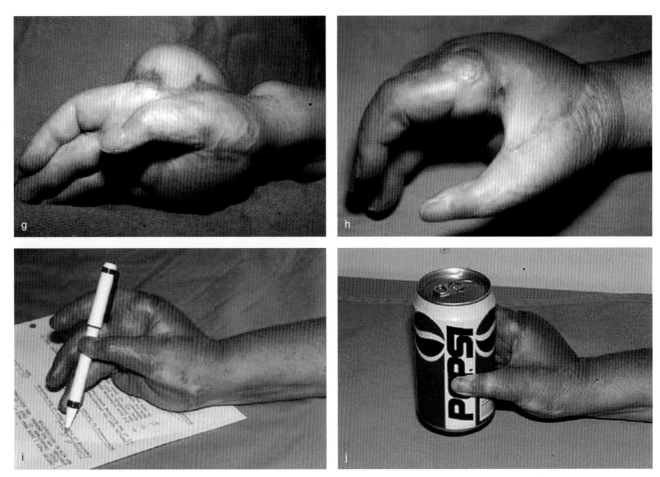

图 20.1（续）　g. 皮肤扩张器置于腹股沟皮瓣下。h. 经背侧扩张皮瓣后移植虎口改善。i. 书写。j. 对比。

（周彤　译，冯光　审校）

21
腕部损伤

病史：42 岁男性因机动车事故导致腕部开放性损伤，腕部软组织缺损。

开放性腕部损伤

评估 / 诊断

· 腕背部 3 cm×5 cm 软组织缺损
· 污染严重
· 伸肌支持带断裂
· 关节囊破损

X 线检查

· de Quervain 脱位骨折
· 舟骨 B2 型（横行）骨折
· 月三角韧带断裂

清创
彻底冲洗 / 脉冲冲洗

舟骨内固定修复
螺钉修复

月三角韧带修复（缝合）
· 临时克氏针固定（月三角韧带、三角骨钩骨关节）
· 骨锚
· 骨间缝合

软组织重建
由于创伤性毁损，骨间后动脉不可用

前臂穿支皮瓣
· 尺侧穿支（Becker 皮瓣）
· 桡侧穿支
· 所有游离皮瓣（如肩胛、颞顶筋膜瓣）
· 前臂桡侧
· 腹股沟

康复
制动
· 腕关节：8 周
· 手指：3~5 天

流程图 **21.1**

（李卫　译，刘育杰　审校）

| 决策过程中的考虑因素 | 其他治疗选项或指引 | 警告、预防措施或陷阱 | 特别要强调的点 |

22
挤压伤

病史：34 岁男性中指远端指骨挤压伤。

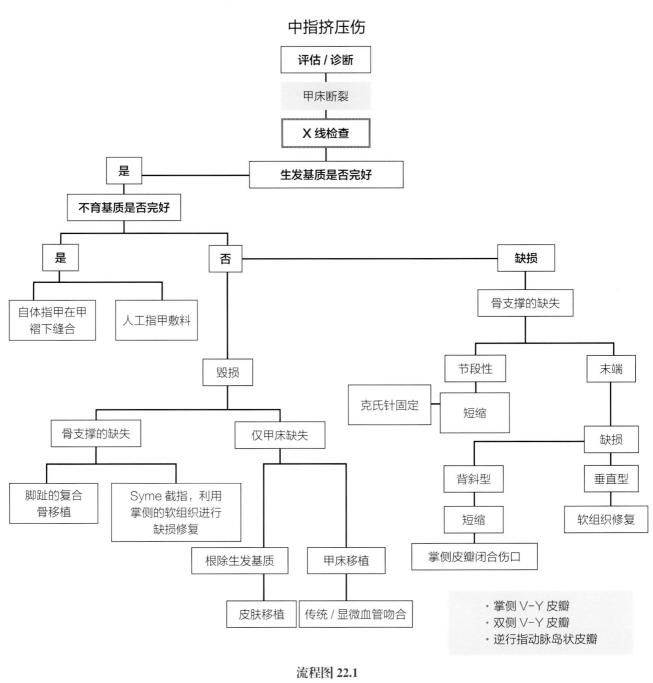

流程图 22.1

（李卫　译，刘育杰　审校）

| 决策过程中的考虑因素 | 其他治疗选项或指引 | 警告、预防措施或陷阱 | □ 特别要强调的点 |

23
手指和手掌背部软组织损伤

病史：18岁男子因摩托车摔倒后左手背部撕脱伤。

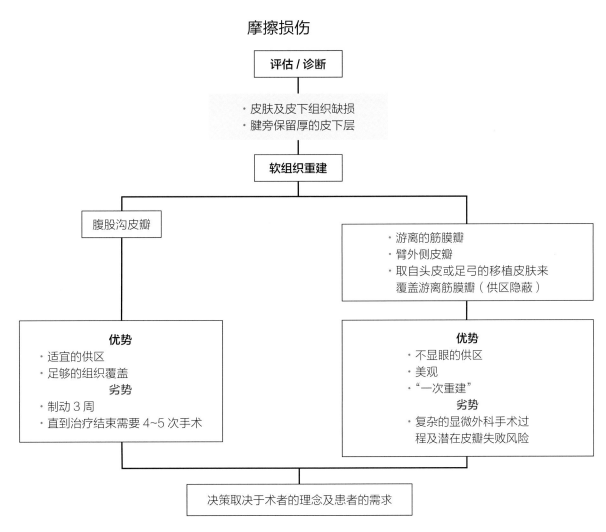

摩擦损伤

评估 / 诊断

· 皮肤及皮下组织缺损
· 腱旁保留厚的皮下层

软组织重建

腹股沟皮瓣

· 游离的筋膜瓣
· 臂外侧皮瓣
· 取自头皮或足弓的移植皮肤来覆盖游离筋膜瓣（供区隐蔽）

优势
· 适宜的供区
· 足够的组织覆盖
劣势
· 制动3周
· 直到治疗结束需要4~5次手术

优势
· 不显眼的供区
· 美观
· "一次重建"
劣势
· 复杂的显微外科手术过程及潜在皮瓣失败风险

决策取决于术者的理念及患者的需求

· 尽可能以一次手术完成重建
· 简单的植皮不适用是由于其导致的外观和颜色的不协调，而且会延长康复时间及治疗费用

流程图 23.1

| 决策过程中的考虑因素 | 其他治疗选项或指引 | 警告、预防措施或陷阱 | 特别要强调的点 |

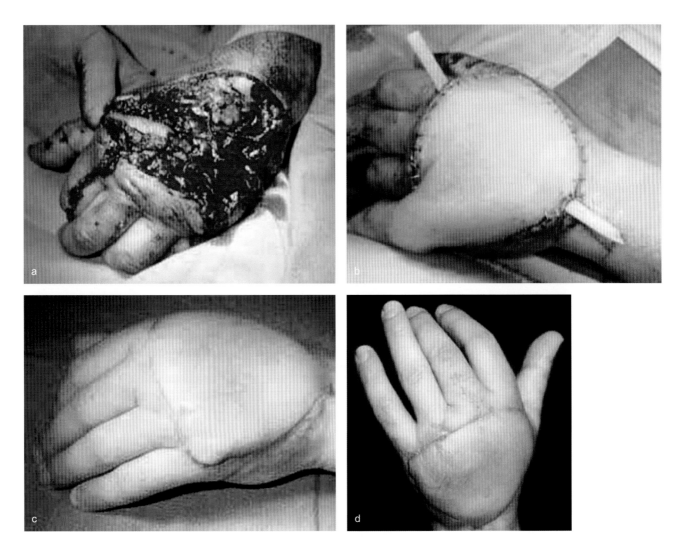

图 23.1 在这种情况下，由于伤口污染，我们选择了多阶段方法。a. 该患者有背部撕脱伤，包括皮肤和伸肌腱损伤。b. 带蒂皮瓣用于背侧软组织覆盖。注意蒂的位置和手的位置。c. 皮瓣愈合后使用 Hunter 棒进行二期伸肌腱重建。d. 在二期进行游离肌腱移植重建后显示手指可以伸直。

（李卫　译，张文龙　审校）

24
手指和手掌掌侧软组织损伤

病史：一名 34 岁的女性在工业车床事故中损伤了手掌，失去了手部的功能结构。

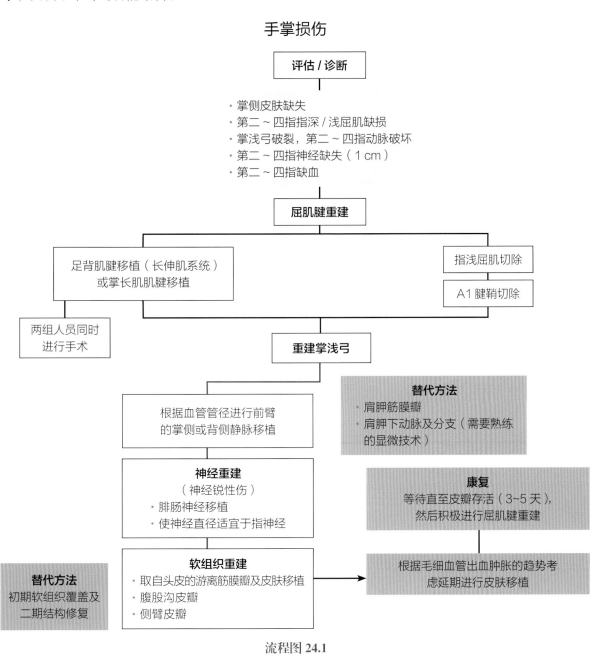

流程图 24.1

| 决策过程中的考虑因素 | 其他治疗选项或指引 | 警告、预防措施或陷阱 | 特别要强调的点 |

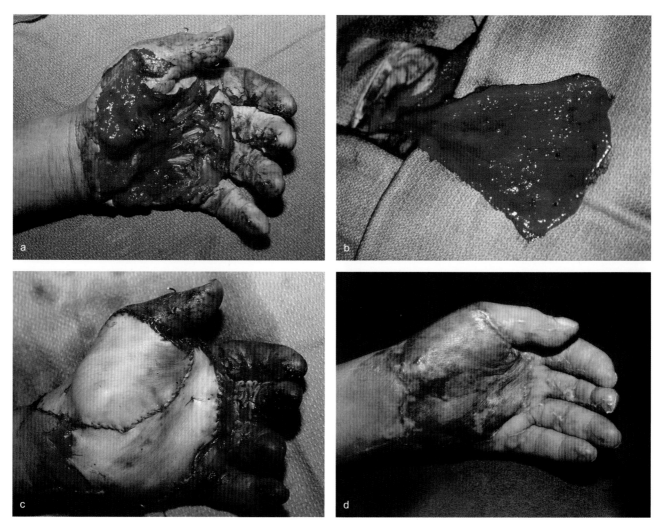

图 24.1 a. 该患者由车床事故引起掌侧挤压伤。b. 设计颞顶筋膜瓣。c. 用全厚皮片移植覆盖转移的皮瓣。d. 图示为皮瓣转移后 3 个月患者的手。

（李卫　译，张文龙　审校）

25
手指离断

病史：23 岁男子被圆锯损伤右手（优势手）的中指。

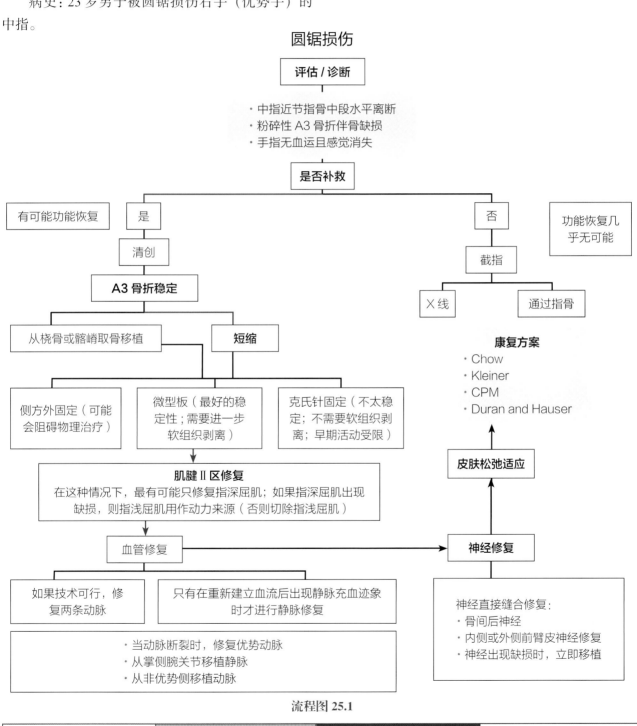

圆锯损伤

评估 / 诊断
- 中指近节指骨中段水平离断
- 粉碎性 A3 骨折伴骨缺损
- 手指无血运且感觉消失

是否补救

有可能功能恢复　　是　　　　　　　否　　功能恢复几乎无可能

清创　　　　　　　　　　　截指

A3 骨折稳定　　　　　　X 线　　　通过指骨

从桡骨或髂嵴取骨移植　　**短缩**

康复方案
- Chow
- Kleiner
- CPM
- Duran and Hauser

侧方外固定（可能会阻碍物理治疗）　　微型板（最好的稳定性；需要进一步软组织剥离）　　克氏针固定（不太稳定；不需要软组织剥离；早期活动受限）

肌腱 II 区修复
在这种情况下，最有可能只修复指深屈肌；如果指深屈肌出现缺损，则指浅屈肌用作动力来源（否则切除指浅屈肌）

血管修复　　　　　　　　　　　　　　神经修复　　皮肤松弛适应

如果技术可行，修复两条动脉　　只有在重新建立血流后出现静脉充血迹象时才进行静脉修复

- 当动脉断裂时，修复优势动脉
- 从掌侧腕关节移植静脉
- 从非优势侧移植动脉

神经直接缝合修复：
- 骨间后神经
- 内侧或外侧前臂皮神经修复
- 神经出现缺损时，立即移植

流程图 25.1

| 决策过程中的考虑因素 | 其他治疗选项或指引 | 警告、预防措施或陷阱 | 特别要强调的点 |

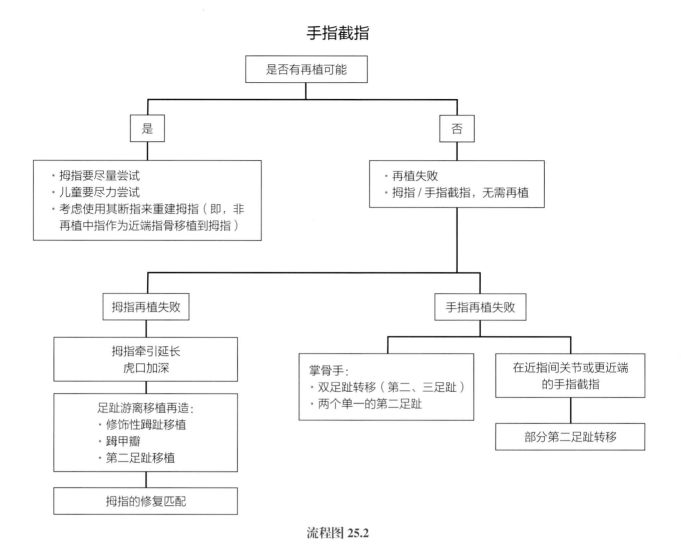

手指截指

是否有再植可能

是 — 否

- 拇指要尽量尝试
- 儿童要尽力尝试
- 考虑使用其断指来重建拇指（即，非再植中指作为近端指骨移植到拇指）

- 再植失败
- 拇指 / 手指截指，无需再植

拇指再植失败

拇指牵引延长
虎口加深

足趾游离移植再造：
- 修饰性蹞趾移植
- 蹞甲瓣
- 第二足趾移植

拇指的修复匹配

手指再植失败

掌骨手：
- 双足趾转移（第二、三足趾）
- 两个单一的第二足趾

在近指间关节或更近端的手指截指

部分第二足趾转移

流程图 25.2

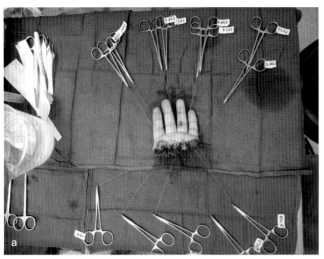
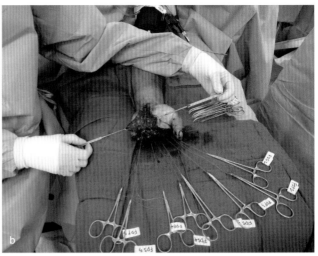
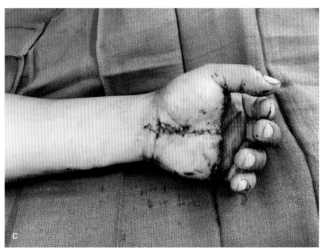
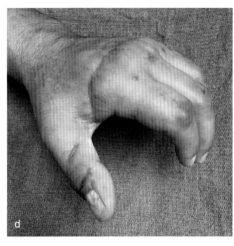
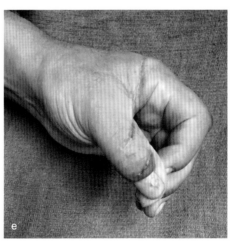

图 25.1 a. 离断的手指。所有结构都已标记，以便于再植。b. 近端中的所有结构也已被标记。c. 通过掌骨完全离断再植。d、e. 术后 1 年功能结果。

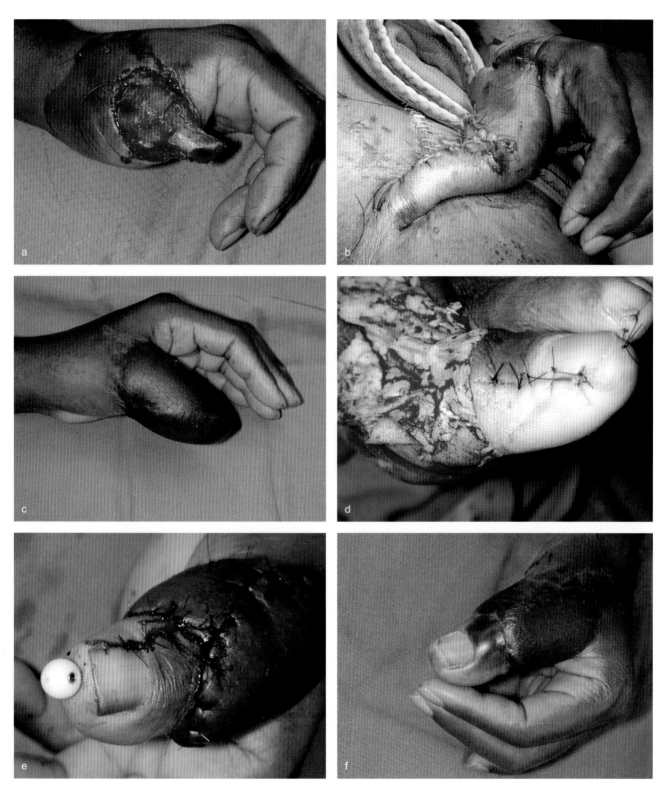

图 25.2 a. 无再植条件的拇指撕脱伤。b. 即刻腹股沟皮瓣覆盖，为修整的足趾移植做准备。c. 腹股沟皮瓣断蒂，为足趾移植做准备。d. 术中照片显示指甲、指骨和指腹的修整（修饰性踇趾移植），以及在转移到拇指之前足趾血液灌注情况。e. 足趾转移后即刻术后外观。注意使用腹股沟皮瓣来减少足部供区缺损。f. 6 个月的最终结果显示具有良好的对掌功能和敏感性。

（张文龙 译，李卫 审校）

26
前臂创伤

前臂创伤

病因：挤压伤，烧伤，车祸伤，枪击伤

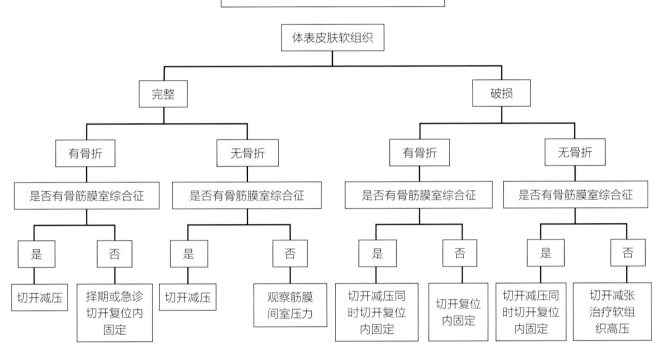

前臂血管检查

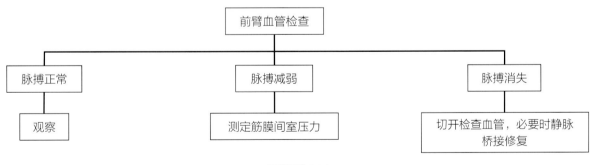

流程图 26.1

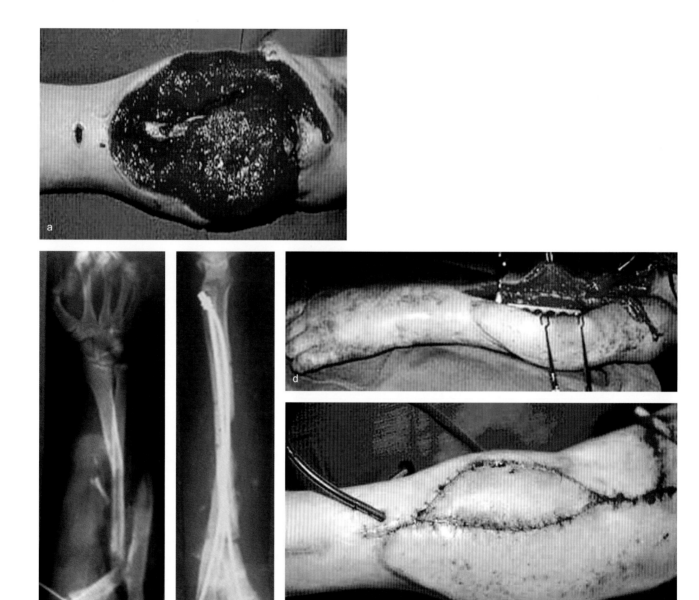

图 26.1 a. 这是一名前臂骨折伴感染患者，没有得到有效治疗。图为伤后 3 周。b. 受伤时 X 线片。c. 二期翻修手术中使用髓内钉固定骨折。d. 使用游离肩胛皮瓣覆盖创面，采用游离腓骨骨皮瓣桥接修复桡骨缺损。e. 游离腓骨骨皮瓣移植术后即刻。

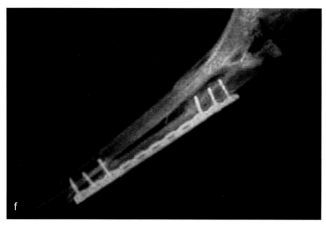

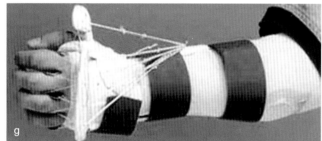

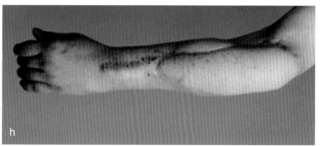

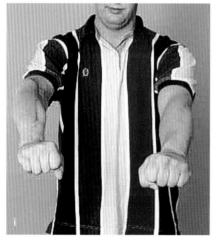
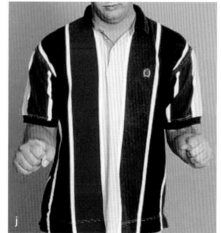
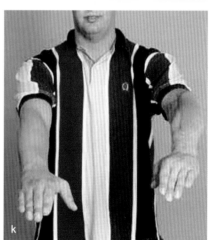

图 26.1（续） f. 桥接钢板固定移植的腓骨，术后提示桡骨愈合良好。g. 桡侧神经肌腱转位。h. 游离肩胛皮瓣及游离腓骨骨皮瓣修复术后观。i~k. 功能情况。

（张文龙 译，李卫 审校）

27
骨筋膜室综合征

病史：10岁女孩，肘关节后脱位后发生骨筋膜室综合征，未正确治疗后出现慢性 Volkmann 挛缩。

慢性 Volkmann 挛缩

治疗目标：恢复主动屈曲功能

临床评估

关节

- 运动
- 固定
  - · 关节松解术
  - · 关节囊切开

运动恢复

有无手指感觉

- 有
- 无
  - 解剖结构中断缺损
    - 神经移植
  - 生理性损伤
    - 神经松解

感觉恢复

重建

- 轻度损伤
  - 直接切除坏死部分肌肉
- 中度损伤
  - 肌腱转位重建屈曲功能（如桡侧腕长伸肌、指深屈肌）
- 重度损伤
  - · 带神经肌肉移植
  - · 微血管肌皮瓣移植：股薄肌 / 背阔肌皮瓣
  - · 将运动神经与指深屈肌或指浅屈肌神经吻合
  - · 骨间掌侧神经到闭孔神经
  - · 皮岛替代皮肤移植区域

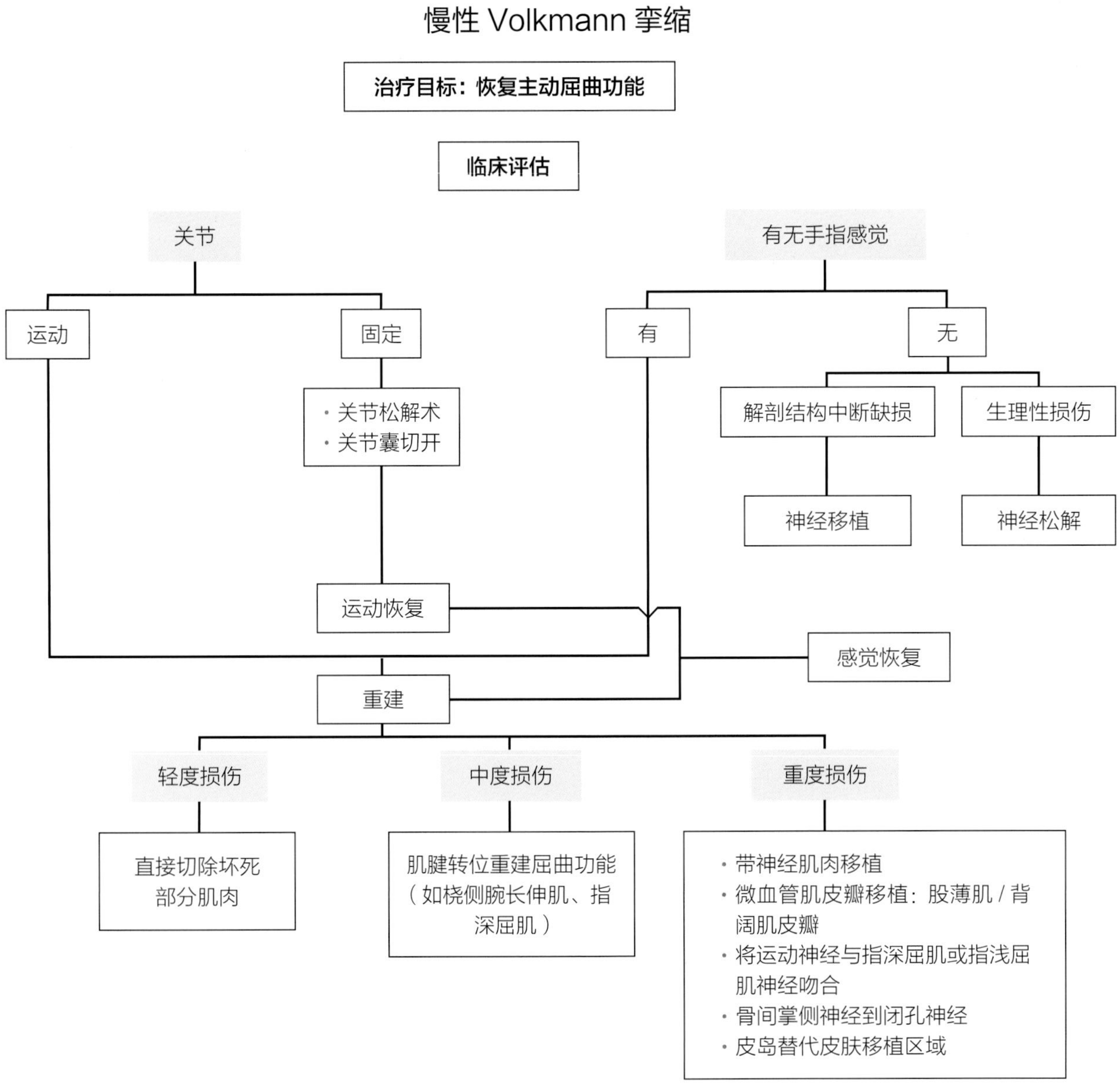

流程图 27.1

| 决策过程中的考虑因素 | 其他治疗选项或指引 | 警告、预防措施或陷阱 | 特别要强调的点 |

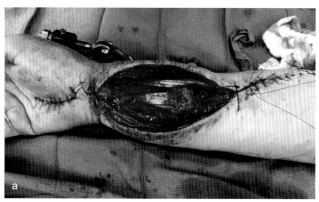

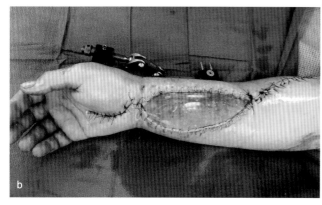
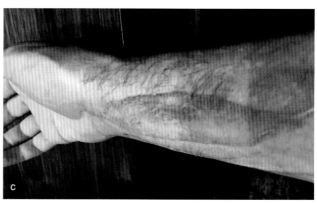

图 27.1 a. 该患者右桡骨骨折后 24 小时发生骨筋膜室综合征，无法进行切开复位内固定，进行掌侧筋膜室切开减压术。b. 切开减压创面行封闭负压引流治疗，伤后 1 周肉芽生长良好，随后使用中厚皮片移植覆盖创面。c. 术后 8 周，植皮存活良好，患肢消肿良好。

（刘育杰　译，罗旭超　审校）

28
肿　瘤

病史：55 岁男性，肱三头肌中发现肿物。

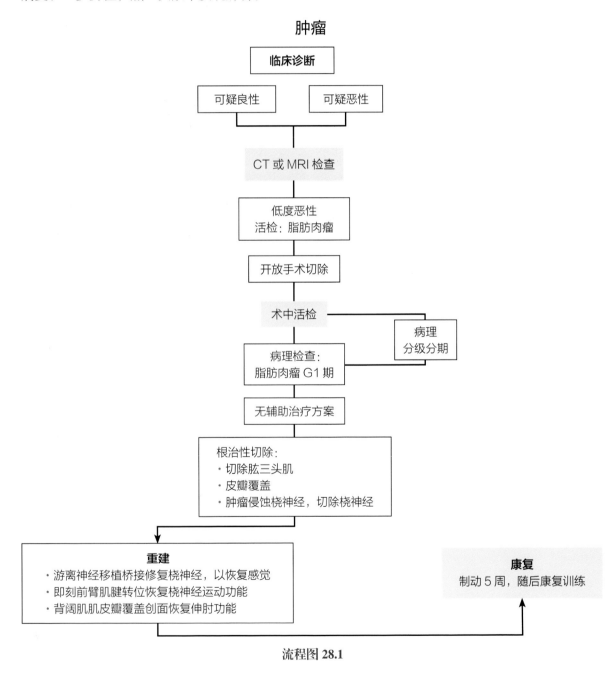

肿瘤

临床诊断

可疑良性　　可疑恶性

CT 或 MRI 检查

低度恶性
活检：脂肪肉瘤

开放手术切除

术中活检　　　　病理
分级分期

病理检查：
脂肪肉瘤 G1 期

无辅助治疗方案

根治性切除：
· 切除肱三头肌
· 皮瓣覆盖
· 肿瘤侵蚀桡神经，切除桡神经

重建
· 游离神经移植桥接修复桡神经，以恢复感觉
· 即刻前臂肌腱转位恢复桡神经运动功能
· 背阔肌肌皮瓣覆盖创面恢复伸肘功能

康复
制动 5 周，随后康复训练

流程图 28.1

| 决策过程中的考虑因素 | 其他治疗选项或指引 | 警告、预防措施或陷阱 | □ 特别要强调的点 |

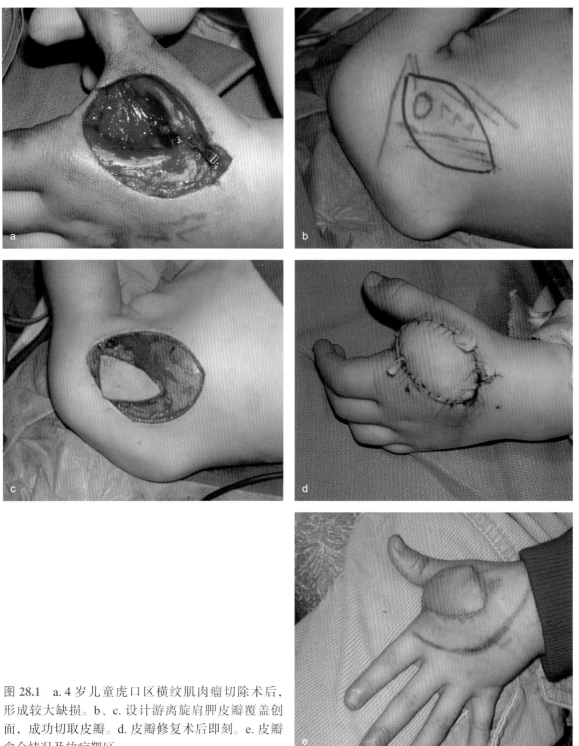

图 28.1 a. 4 岁儿童虎口区横纹肌肉瘤切除术后，形成较大缺损。b、c. 设计游离旋肩胛皮瓣覆盖创面，成功切取皮瓣。d. 皮瓣修复术后即刻。e. 皮瓣愈合情况及放疗靶区。

（刘育杰 译，罗旭超 审校）

第 5 部分

皮瓣篇——要点与失误防范

Atlas of Flaps—Pearls and Pitfalls

29
邻指皮瓣

表 29.1　邻指皮瓣

皮瓣	
组织	皮肤（传统皮瓣）或筋膜组织瓣（逆行皮瓣）
血管走行	皮下组织中轴行血管（无知名血管）
面积	传统或逆行皮瓣，面积均是 2.5 cm × 2 cm
扩展和组合	—
解剖	
神经血管蒂	无明确的蒂
动脉	—
静脉	—
长度和旋转弧	—
直径	—
神经	—
手术技术	
术前检查和标记	较常用皮瓣供区：中节指骨
皮瓣设计	—
体位	上肢置于臂台，避免使用止血带，因为会导致局部缺血
切取	传统皮瓣：在手指背外侧区域切取皮瓣，在伸肌腱以浅掀起皮瓣，保护腱周膜，在保护好重要血管神经前提下，尽量将皮瓣向侧方和掌侧切取，将皮瓣和缺损区缝合，皮瓣供区植皮 逆行皮瓣：按设计切取薄皮瓣，注意保护好皮瓣的真皮下血管网组织；切取并将皮下脂肪筋膜组织瓣覆盖缺损区，注意保护腱周组织；随后将最初切取薄皮瓣覆盖回皮瓣供区
优点	
切取	简单可靠
皮瓣大小和形状	能覆盖大多数的屈伸肌腱外露的典型创面
组合	优化皮瓣设计，使得皮瓣包含轴型血管（C- 环形皮瓣）
缺点	
皮瓣大小	不是修复跨多关节创面的最佳方式
供区并发症	传统皮瓣的供区采用植皮覆盖，瘢痕会比较明显，但随着时间延长，外形会自行改善
要点与失误防范	
切取	切取中保留腱周膜是植皮存活关键；逆行皮瓣切取时，保留真皮下血管网组织能使皮瓣供区覆盖更加优良
扩展和组合	—
修整和矫形	很少需要
临床适应证	传统皮瓣：手指掌侧缺损 逆行皮瓣：手指背侧缺损

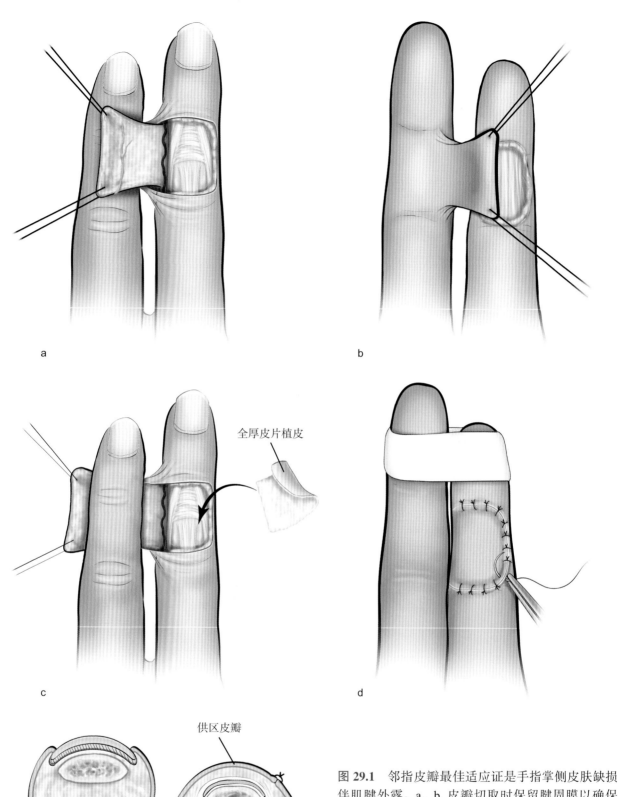

a

b

全厚皮片植皮

c

d

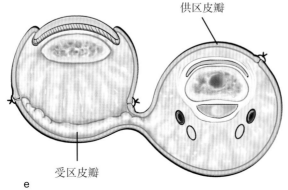

供区皮瓣

受区皮瓣

e

图 29.1 邻指皮瓣最佳适应证是手指掌侧皮肤缺损伴肌腱外露。a、b. 皮瓣切取时保留腱周膜以确保植皮存活。指背神经应包含在皮瓣内部以便于受区损伤神经重建。注意保留蒂部基底部背外侧皮下静脉。c、d. 皮瓣供区用全厚植皮外形更美观。用缝线或者胶带固定二指，以保护皮瓣。e. 创面闭合后横截面示意图。

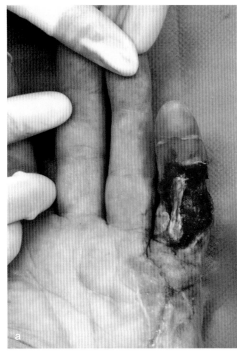
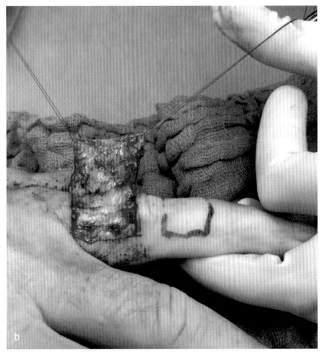
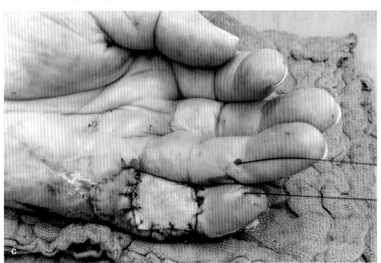

图 29.2　a. 该患者在掌腱膜挛缩术后，创面愈合不良终致屈肌腱外露。b. 切取环指邻指皮瓣。c. 皮瓣缝合术后即刻。

（刘育杰　译，罗旭超　审校）

30
翻转邻指皮瓣

表 30.1　翻转邻指皮瓣

皮瓣	
组织	脂肪筋膜皮下组织
血管走行	精细的皮下血管网
面积	1.5 cm × 1.5 cm
扩展和组合	—
解剖	无知名血管
神经血管蒂	—
动脉	—
静脉	—
长度和旋转弧	—
直径	—
神经	—
手术技术	
术前检查和标记	指背侧，多普勒超声确定血管位置和其走行
皮瓣设计	根据创面大小在手指背侧设计皮瓣
患者体位	上肢置于臂台，手旋前位
切取	使用"开书－闭书"技术切取皮瓣：切取皮瓣，注意保留皮肤真皮下血管网结构；缝合 2 针牵开该皮瓣；随后从伸肌腱腱周组织以浅掀起一个脂肪筋膜瓣，将脂肪筋膜瓣缝合到邻指创面；用起初切取的皮瓣闭合皮瓣供区；全厚皮片植皮覆盖受区（脂肪筋膜组织瓣），取皮区推荐小鱼际隆起部位
优点	如皮瓣切取中操作精细无牵拉，皮瓣血运可靠 手术简单，便于新手掌握，皮瓣可靠性好，皮瓣菲薄
缺点	皮瓣供区手指和受区手指需要较长时间固定；推荐指腹缝合法固定二指，避免蒂部在术后早期手指活动中的牵拉；使用胶带固定两指不可靠 术后 3~4 天开始理疗，术后 10~12 天断蒂
要点与失误防范	
切取	仔细从腱周组织剥离皮瓣，但该皮瓣特殊，即使腱周组织损伤也无大碍，这是因为该区域随后使用皮瓣覆盖而不是植皮
扩展和组合	—
修整和矫形	大多不需要二期皮瓣整形
适应证	指背皮肤缺损

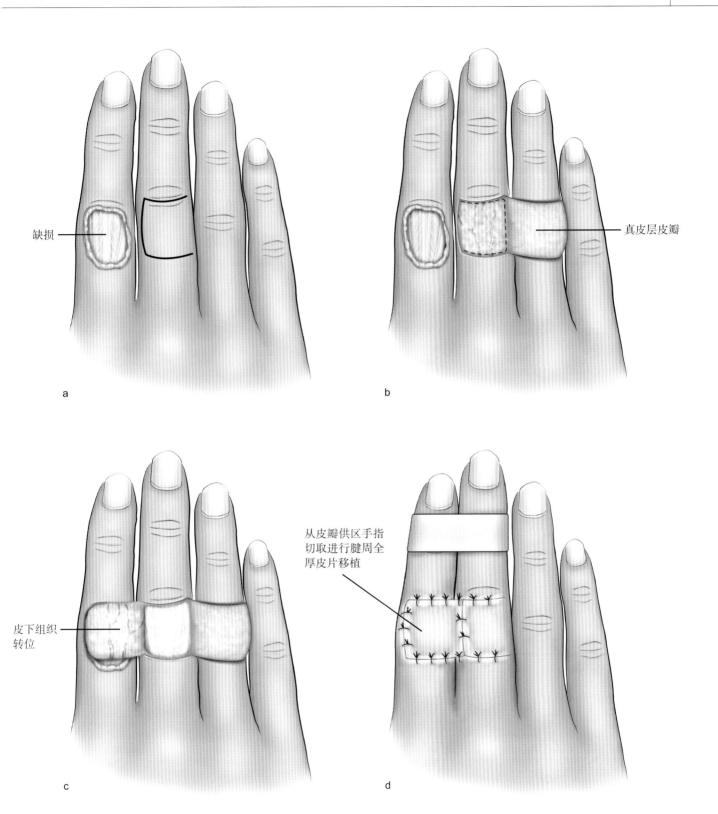

缺损

真皮层皮瓣

a

b

皮下组织
转位

从皮瓣供区手指
切取进行腱周全
厚皮片移植

c

d

图 30.1 翻转邻指皮瓣。a. 近指间关节背侧缺损，设计邻指翻转皮瓣。b. 皮瓣切取，保留皮下组织层完整。c. 皮下组织层翻转覆盖缺损，临时缝线固定。d. 在邻指翻转组织瓣上行全厚皮片移植，皮瓣供区用先前切取的皮瓣覆盖（"开书－闭书"技术）。

（刘育杰　译，张文龙　审校）

31
V-Y 皮瓣

表 31.1　**指尖 V-Y 皮瓣**

皮瓣	掌侧 V-Y（Tranquilli-Leali, Atasoy）；侧方 V-Y（Geissendörfer, Kutler）
组织	皮肤
血管走行	指腹的皮下组织
面积	1 cm × 1.5 cm
扩展和组合	—
解剖	
神经血管蒂	没有确切的蒂部
动脉	—
静脉	—
长度和旋转弧	—
直径	5~10 mm
神经	—
手术技术	
术前检查和标记	略微向外弯曲的三角形切口
患者体位	手臂置于上肢操作台，手指阻滞或臂丛麻醉，绑止血带
切取	掌侧皮瓣：切开皮肤，但不损伤皮下组织；松解指腹到骨膜的纤维隔；修整指骨；用 Gillies 拉钩把皮瓣牵向远端；断开残留的间隔；用针将皮瓣固定在缺损区；远端不需要再缝合 侧方皮瓣：用双侧三角皮瓣覆盖缺损；切口的两臂汇聚在远端屈指横纹上；切开皮肤而不损伤皮下组织；从指骨骨膜上释放纤维间隔；修整指骨；用 Gillies 拉钩向内侧牵拉皮瓣；释放残留的间隔；缝合或用 2 枚针固定皮瓣到对侧皮瓣
优点	
解剖	简单可靠
皮瓣大小和形状	较小的指尖缺损可用带感觉的皮肤覆盖
供区	用 V-Y 技术或牵拉松散的邻近皮肤一期闭合
缺点	
皮瓣大小	有时候皮瓣太小
要点与失误防范	
切取	不要损伤皮下组织；不要缝合皮瓣远端，因为会破坏皮瓣血供；松开止血带后皮瓣经常是苍白的，需等待时间并用温盐水冲洗
扩展和组合	—
修整和矫形	很少需要
临床适应证	指尖的小缺损

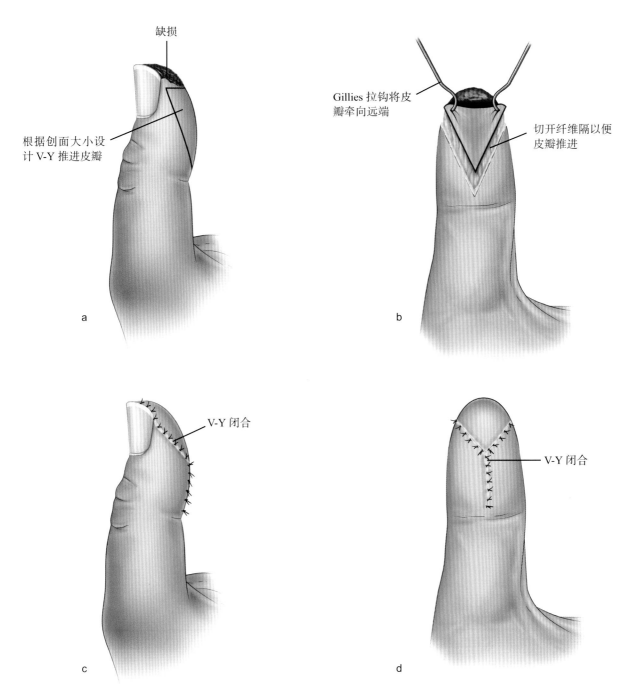

图 31.1 a. V-Y 推进皮瓣设计足够大以覆盖缺损。b. 用 Gillies 拉钩将皮瓣轻轻牵向远端。断开所有间隔以利皮瓣推进。c、d. V-Y 闭合。

（罗旭超　译，聂广辰　审校）

32
指侧方推进皮瓣

表 32.1　指侧方推进皮瓣

皮瓣	
组织	皮肤和皮下组织
血管走行	皮瓣的皮下；通过疏松的隔膜和血管周围的组织附着在皮瓣上
面积	2 cm × 1~1.5 cm
扩展和组合	—
解剖	指固有动脉；没有明确的静脉；动脉周围丛
神经血管蒂	—
动脉	—
静脉	—
长度和旋转弧	—
直径	—
神经	—
手术技术	
术前检查和标记	手指的侧方；手指的 Allen 试验
皮瓣设计	标记缺损面积；皮瓣设计为大 V 字形，以指固有动脉为中心，并向掌指关节的掌侧屈指横纹延伸
患者体位	手旋前位，上肢置于上肢外展架
切取	按标记和需要的大小切开皮瓣周围；切取先以拟定皮瓣近端的神经血管束探查开始；神经确定后，游离其全长和动脉分离；动脉周围所有的结缔组织，提供静脉回流，均应保留；皮瓣完全切开后，其移动性足以推进至缺损；用 V-Y 方式关闭供区；如果缺损不是太大，血管神经束能包含在该带蒂皮瓣，来获得即刻的感觉
优点	有可靠血供的局部皮瓣；即刻重建感觉是可能的
缺点	有些寒冷不耐受的病例被报道，但这也可能归咎于原始损伤
要点与失误防范	
切取	蒂部切取前决定蒂部是否包含神经
扩展和组合	—
修整和矫形	很少需要二期皮瓣修整
临床适应证	指尖的内外侧缺损需要皮瓣覆盖

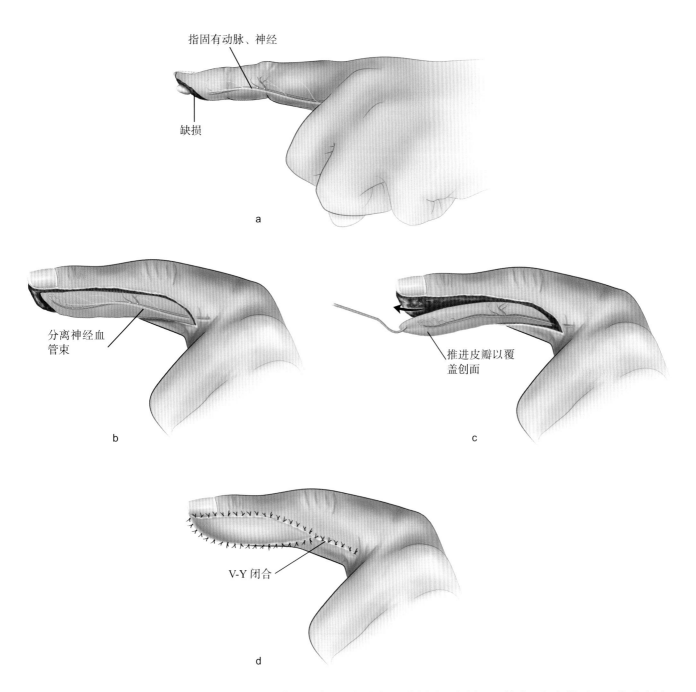

图 32.1　a. 指端缺损伴骨外露，患者期望得到感觉重建。b. 侧方推进皮瓣从尺侧神经血管束上掀起推进。c. 推进皮瓣无张力覆盖创面，用皮肤拉钩轻柔牵拉。d. 皮肤缝合固定后，V-Y 闭合创面。

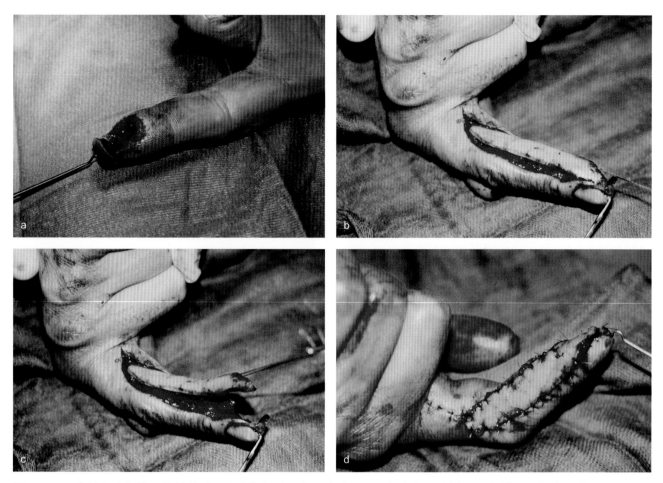

图 32.2　a. 指端复合损伤，指骨外露，患者期望尽可能重建感觉。b. 侧方推进皮瓣以尺侧神经血管束为蒂掀起。c. 皮瓣进一步游离达到无张力覆盖缺损。d. 皮瓣缝合固定后，血运良好。

（罗旭超　译，聂广辰　审校）

33
鱼际皮瓣

表 33.1　鱼际皮瓣

皮瓣	
组织	掌侧皮肤
血管走行	没有知名血管的皮肤血供
面积	1.5 cm × 1.5 cm
扩展和组合	—
解剖	依靠带蒂皮瓣连接到创面
神经血管蒂	—
动脉	—
静脉	—
长度和旋转弧	—
直径	—
神经	—
手术技术	皮瓣在皮下组织平面掀起，带一个长度不超过皮瓣基底两倍的蒂部；皮瓣被嵌入伤指指腹
术前检查和标记	—
患者体位	旋前位，置于手操作台；止血带控制
切取	在皮下平面，保留穿支血管（如果可见）
优点	切取快速；皮肤颜色匹配
缺点	这是一个带蒂皮瓣，要求手指屈曲，将手指和手掌皮瓣连接 2~3 周
要点与失误防范	老年患者中存在近指间关节屈曲挛缩的风险
切取	—
扩展和组合	—
修整和矫形	—
临床适应证	—

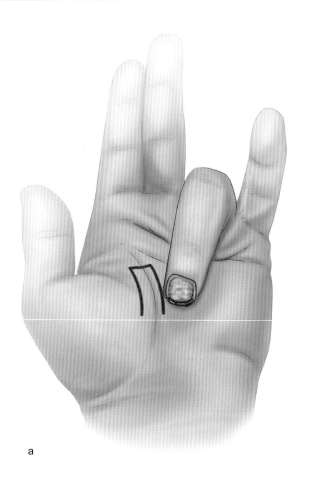

a

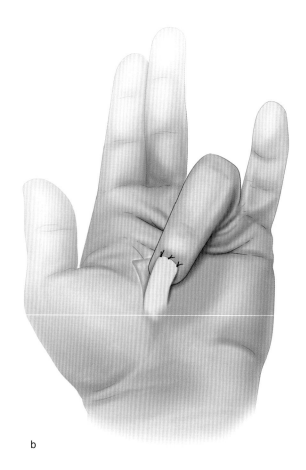

b

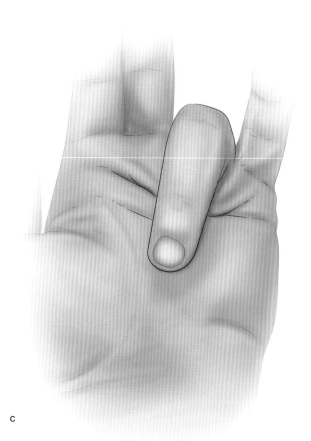

c

图 33.1　鱼际皮瓣。a. 描画鱼际皮瓣轮廓，和受伤的环指拟行生发和不育基质的切除。b. 环指连接到皮瓣表面来修复甲板和恢复指甲的外观。c. 断蒂和插入后。

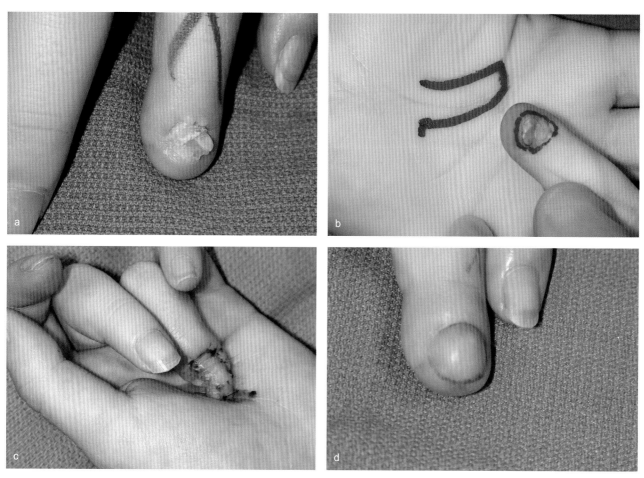

图 33.2　鱼际皮瓣。a. 这个伤痕累累的甲床是由患者小时候的挤压伤引起。b. 轮廓显示了鱼际皮瓣和受伤的环指拟行生发和不育基质的切除。c. 将环指连接到皮瓣上，以恢复甲板的表面并提供具有指甲外观的皮瓣。d. 断蒂和插入后。

（罗旭超　译，聂广辰　审校）

34
掌侧推进皮瓣（Moberg）

表 34.1　掌侧推进皮瓣（Moberg）

皮瓣	掌侧推进皮瓣（Moberg）；O'Brien 改良术
组织	皮肤
血管走行	在皮瓣下面
面积	能达到手指或拇指全部掌面大小
扩展和组合	—
解剖	
神经血管蒂	—
动脉	指固有动脉
静脉	指动脉的伴行静脉
长度和旋转弧	最大缺损面积：纵向的；移动度：1.5~2 cm
直径	—
神经	指固有神经
手术技术	
术前检查和标记	内外侧皮肤标记；建议行手指 Allen 试验
患者体位	手放在上肢操作台上，以免止血带引起的缺血
切取	Moberg：侧中线切开；确认神经血管束；保留单侧的背侧支；掌侧推进；一针固定远端皮瓣；通常需要屈曲手指来达到闭合缺损 O'Brien 改良术：解剖双侧的神经血管束；掌侧皮瓣推进；供区皮肤移植（即血管的切取部位）
优点	
皮瓣	带感觉的皮瓣，重建指腹感觉
切取	直线切开，简单
血管蒂	可靠
皮瓣大小和形状	1.5~2 cm 指腹缺损
缺点	
皮瓣	仅适用小到中等大小的缺损
供区影响	如果缺损太大和皮瓣移动度不足，可发生手指的屈曲挛缩
要点与失误防范	
切取	保留一侧的背侧支；仅用针头缝合皮瓣远端以避免张力增大和皮瓣远端血供障碍；拇指基底部可以做一个松解切口或者改做 O'Brien 改良术来减少屈曲挛缩畸形的风险，尤其是在老年患者中；插入一个 Z 字改形到常规的 Moberg 瓣避免皮瓣基底的张力过大
扩展和组合	—
修整和矫形	极少
临床适应证	拇指指腹缺损

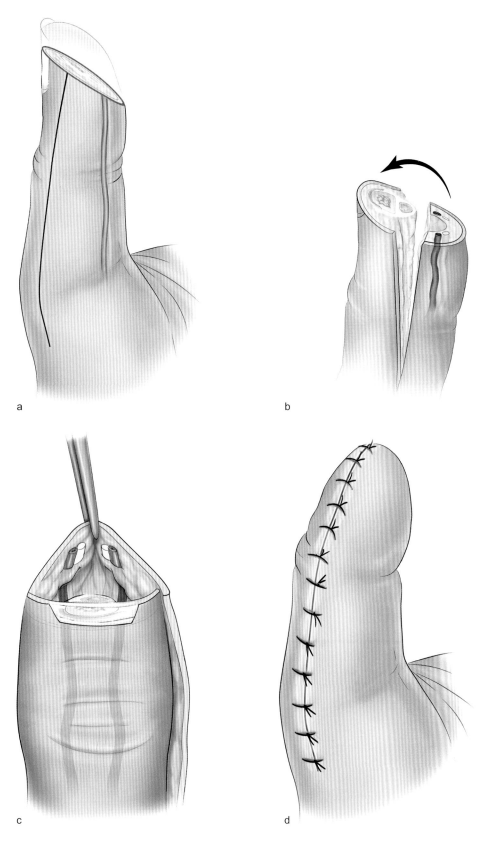

图 34.1　掌侧推进皮瓣（Moberg）。a. 侧中线切开来保留神经血管束。b. 分离全部皮下间隔来增加移动性。c. 用镊子将皮瓣牵向远端。d. 可能需要指间关节屈曲以便关闭创面。如只有过度屈曲指间关节才能关闭创面，选择其他术式以免关节屈曲挛缩。

（罗旭超　译，聂广辰　审校）

35

第一掌骨桡背侧逆行皮瓣（**Moschella**）

表 35.1　第一掌骨桡背侧逆行皮瓣（Moschella）

皮瓣	
组织	皮肤和皮下组织
血管走行	皮肤的下表面
大小	3 cm × 1.5 cm
扩展和组合	—
解剖	拇主要动脉的桡侧返支；无可识别静脉
神经血管蒂	—
动脉	—
静脉	—
长度和旋转弧	—
直径	—
神经	—
手术技术	
术前检查和标记	第一掌骨的背面；多普勒超声确认血管及其走行
皮瓣设计	标记缺损面积，含皮肤向远端延展以便关闭供区以及旋转皮瓣到缺损处；该皮瓣可以被认为是一种螺旋桨皮瓣，因其基于孤立的血管蒂旋转至毗邻的缺损处
患者体位	上臂置于手外伤操作台，手置于旋前位
切取	按标记线和需要的大小切开皮瓣四周；先从拇长展肌的腱旁组织附近开始解剖；第一掌骨骨膜上分布血管必须从骨膜上剥离；向旋转点分离，血管从下方出来；旋转皮瓣到缺损区，创面无张力缝合
优点	当血管能被手持多普勒识别时，局部皮瓣血供可靠
缺点	血管细小且难以解剖
要点与失误防范	
切取	当穿支血管不能清楚可见，有必要在旋转点周围留一"猫耳朵"
扩展和组合	—
修整和矫形	几乎不需要二期的修整
临床适应证	拇指指间关节以远的背侧缺损

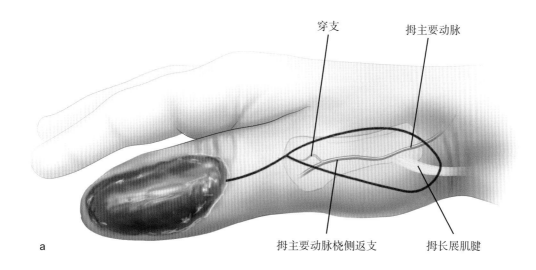

穿支　　　拇主要动脉

拇主要动脉桡侧返支　　　拇长展肌腱

a

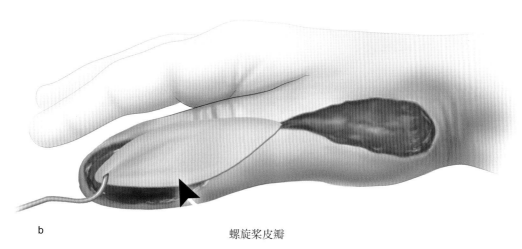

b

螺旋桨皮瓣

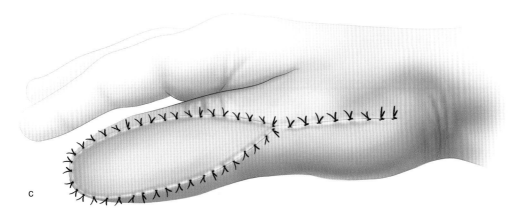

c

图 35.1　第一掌骨桡背侧逆行皮瓣（Moschella）。a. 穿支和拇主要动脉的桡侧返支。b. 螺旋桨皮瓣。c. 皮瓣插入。

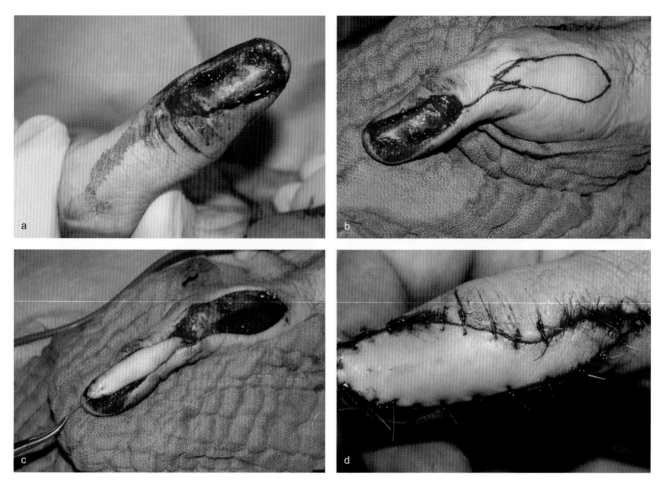

图 35.2 第一掌骨桡背侧逆行皮瓣（Moschella）。a. 该患者拇指背的缺损伤口，包括整个甲床。b. 皮瓣轮廓是基于来自拇主要动脉的血管。c. 皮瓣掀起并转位。d. 插入后的皮瓣，请注意细针缝合皮瓣可减小表面张力，避免皮瓣缺血。

（罗旭超 译，张净宇 审校）

36
第一掌骨尺背侧逆行穿支皮瓣（Brunelli）

表 36.1　第一掌骨尺背侧逆行穿支皮瓣（Brunelli）

皮瓣	
组织	皮肤和皮下组织
血管走行	皮瓣下方
面积	3 cm × 1.5 cm
扩展和组合	—
解剖	
神经血管蒂	—
动脉	拇主要动脉的尺侧返支
静脉	无可识别静脉
长度和旋转弧	—
直径	—
神经	—
手术技术	
术前检查和标记	第一掌骨的背侧面；多普勒超声辨明血管及其走行
皮瓣设计	标记缺损面积并向远端延伸，以利于供区的闭合，并便于皮瓣向受区旋转；由于皮瓣以孤立的血管蒂旋转至邻近的缺损处，该皮瓣被视为"螺旋桨"型皮瓣
患者体位	患者前臂置于手术桌面并手部旋前
切取	按标记线和需要的大小切开皮瓣四周；先从拇长展肌的腱旁组织附近开始解剖；第一掌骨骨膜上分布血管必须从骨膜上剥离；向旋转点分离，血管从下方出来；旋转皮瓣到缺损区，创面无张力缝合
优点	当手持多普勒可定位营养血管时，局部皮瓣血供可靠
缺点	由于血管非常细小，对于初学者解剖并不容易
要点与失误防范	
切取	如果未清楚暴露穿支血管，可能需在旋转轴点处保留"猫耳朵"
扩展和组合	
修整和矫形	很少需要二期修整
临床适应证	拇指指间关节以远的背侧缺损

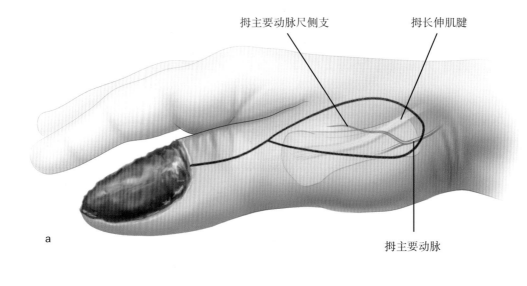

拇主要动脉尺侧支　　　拇长伸肌腱

a

拇主要动脉

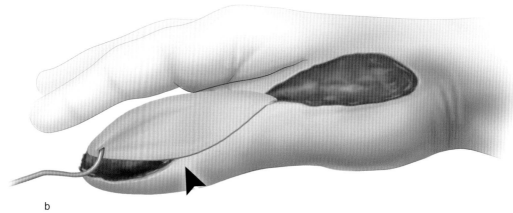

b

螺旋桨皮瓣

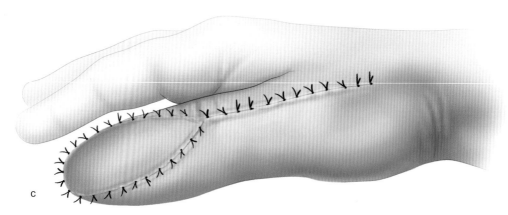

c

图 36.1　第一掌骨尺背侧逆行穿支皮瓣（Brunelli）。a. 拇主要动脉的尺背侧分支。b. 螺旋桨皮瓣。c. 皮瓣插入。

（聂广辰　译，沈小芳　审校）

37
手指轴型岛状皮瓣

表 37.1　手指轴型岛状皮瓣

皮瓣	
组织	皮肤及皮下筋膜脂肪组织
血管走行	皮瓣下方
面积	2 cm × 1.5 cm
扩展和组合	—
解剖	
动脉	指固有动脉
静脉	指固有动脉周围静脉丛
神经	指固有神经（如果包含在皮瓣内）
手术技术	
术前检查和标记	手指侧方；多普勒超声定位血管及其走行
皮瓣设计	皮瓣应以指固有动脉为中心；通常自中指节切取
患者体位	臂部置于手术桌面，并上止血带；不固定前臂以使其可自由旋转
切取	自设计好的皮瓣的远端或近端开始（在皮瓣以外的区域作为开始）；找到指固有动脉及神经；游离神经并置入血管牵拉带进行保护；使用血管夹（而不是血管钳）固定血管环；携带进入皮瓣蒂部动脉周围的所有蜂窝组织，以确保静脉回流，保留神经，皮瓣以蒂部为中心；蒂部的切取需要确保足够宽的旋转弧度；以血管夹夹住皮瓣远端动脉后松开止血带；当明确皮瓣动脉灌注良好并且无静脉淤滞现象后，便可切断动脉；皮瓣转移至受区；供区可以用小鱼际处全厚皮片游离移植进行重建
优点	局部皮瓣血运可靠；需要一定的显微外科手术经验；以相对隐蔽的供区来提供可靠的覆盖
缺点	指固有神经会在几周内出现激惹症状，但通常会完全缓解
要点与失误防范	
切取	仔细地自血管结构中分离神经；旋转弧需要足够宽以避免蒂部扭曲和静脉淤滞
扩展和组合	—
修整和矫形	很少需要二次修整
临床适应证	皮瓣供区近端的手指背侧缺损，掌指关节区域的缺损

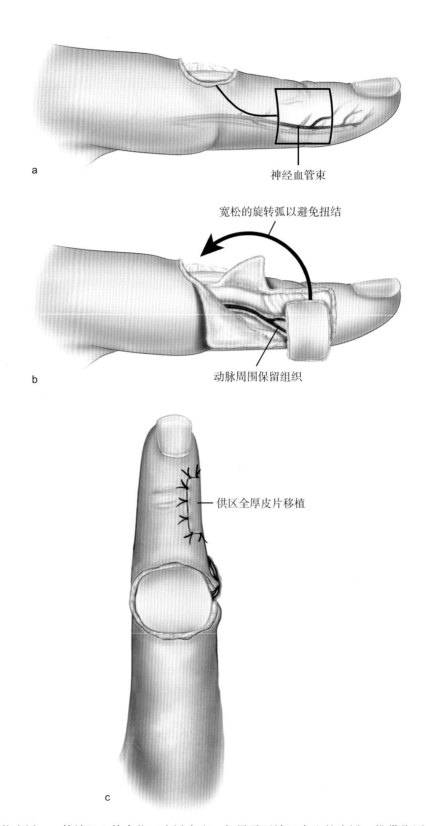

图 37.1   手指轴型岛状皮瓣。a. 使神经血管束位于皮瓣中央。如果需要神经支配的皮瓣，携带指固有神经。如果只需要皮肤覆盖，请小心地从动脉中分出神经。如果设计了神经支配皮瓣（Littler 皮瓣），神经内劈开指总神经以增加蒂部长度。b. 旋转弧应宽大，以避免蒂部扭转和皮瓣静脉淤滞。保留动脉周围的蜂窝组织以利于静脉回流。c. 用全厚皮肤移植闭合供区。

（聂广辰   译，沈小芳   审校）

38
手指轴型逆行岛状皮瓣

表 38.1　手指轴型逆行岛状皮瓣

皮瓣	
组织	皮肤及皮下筋膜脂肪组织
血管走行	皮瓣下方
面积	2 cm × 1.5 cm
扩展和组合	—
解剖	
动脉	指固有动脉
静脉	指固有动脉周围静脉丛
神经	指固有神经（如果包含在皮瓣内）
手术技术	
术前检查和标记	手指侧方；多普勒超声定位血管及其走行；通常自近节手指切取
皮瓣设计	皮瓣应以指固有动脉为中心
患者体位	臂部置于手术桌面，并上止血带；不固定前臂以使其可自由旋转
切取	如果怀疑手指循环障碍，则行手指 Allen 试验；切取常从已设计的皮瓣的远端或近端开始（在皮瓣以外的区域开始），找到指固有动脉及神经；游离神经并置入血管牵拉带进行保护；不要使用止血钳固定血管牵拉带，因血管夹能更好地固定；携带进入皮瓣蒂部的动脉周围的所有蜂窝组织，以确保静脉回流，保留神经，皮瓣以蒂部为中心；蒂部切取需要确保足够宽的旋转弧度；以血管夹夹住皮瓣近端动脉后松开止血带；明确皮瓣逆行动脉灌注良好并且无静脉淤滞现象后，切断动脉，将皮瓣转移至受区；供区可以用小鱼际处全厚皮片游离移植进行重建
优点	局部皮瓣血运可靠；以相对隐蔽的供区来提供稳定的覆盖
缺点	指固有神经会在几周内出现激惹症状，但通常会完全缓解
要点与失误防范	
切取	仔细地自血管结构中游离神经；旋转弧需要足够宽以避免蒂部扭曲和静脉淤滞；如果计划进行感觉性指尖重建，可以将指神经带入皮瓣；神经可于远端神经断端相结合
扩展和组合	—
修整和矫形	很少需要二次修整
临床适应证	皮瓣供区近端的手指背侧缺损；包括近指间关节的缺损；包括指尖重建的远端缺损

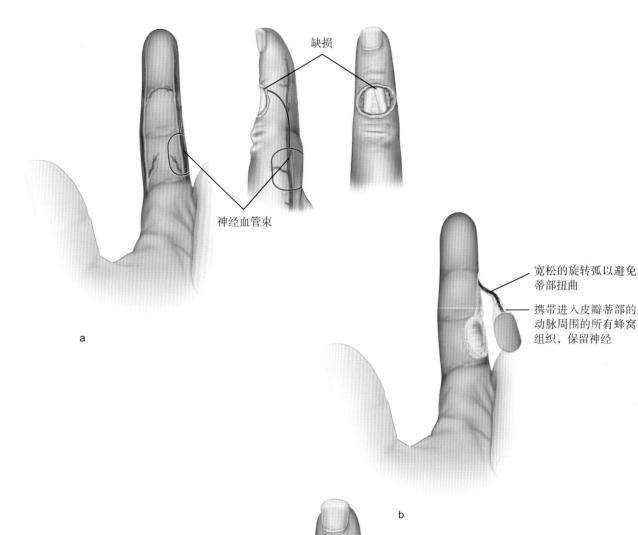

缺损

神经血管束

a

宽松的旋转弧以避免
蒂部扭曲

携带进入皮瓣蒂部的
动脉周围的所有蜂窝
组织，保留神经

b

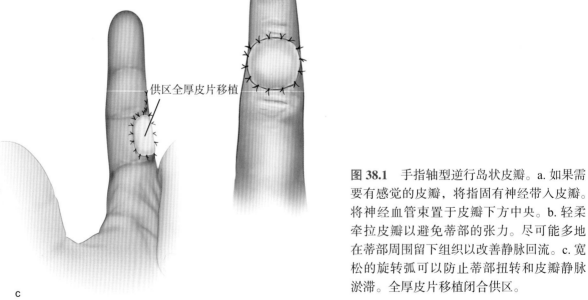

供区全厚皮片移植

c

图 38.1 手指轴型逆行岛状皮瓣。a. 如果需
要有感觉的皮瓣，将指固有神经带入皮瓣。
将神经血管束置于皮瓣下方中央。b. 轻柔
牵拉皮瓣以避免蒂部的张力。尽可能多地
在蒂部周围留下组织以改善静脉回流。c. 宽
松的旋转弧可以防止蒂部扭转和皮瓣静脉
淤滞。全厚皮片移植闭合供区。

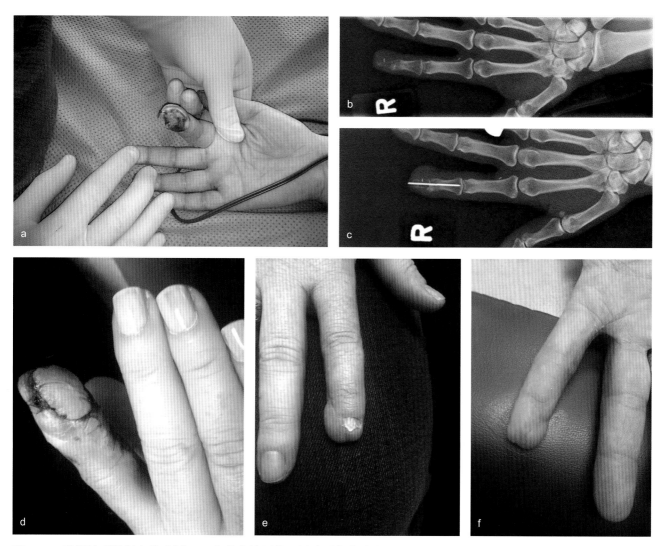

图 38.2 手指轴型逆行岛状皮瓣。a. 患者为挤压伤，导致手指指腹坏死。b、c. 术前（b）和术后（c）残余指骨固定情况。d. 早期皮瓣转移后外观。e、f. 修复术后 3 个月的背侧（e）和掌侧（f）外观。

（聂广辰 译，沈小芳 审校）

39

第一掌背动脉皮瓣（风筝皮瓣）

表 39.1　第一掌背动脉皮瓣（神经筋膜肌间隔穿支皮瓣或风筝皮瓣）

皮瓣	
组织	皮肤
血管走行	沿第一骨间背侧肌筋膜走行
面积	2 cm × 4~6 cm；带蒂或游离皮瓣位于示指近节
扩展和组合	偶有切取示指固有伸肌腱腱束；发自桡神经浅支的终末支
解剖	
神经血管蒂	—
动脉	第一掌背动脉由拇主要动脉发出
静脉	细小的伴行静脉；较粗大的皮下静脉
长度和旋转弧	动脉，3~3.5 mm；静脉，3~6 mm
直径	动脉（拇主要动脉水平）：2~3 mm 静脉：3~5 mm
神经	桡神经浅支的终末支
手术技术	
术前检查和标记	术前须用多普勒超声明确血管是否存在；由于血管常比术前估计更偏桡侧，所以需要术前在皮肤上画出血管走行
患者体位	仰卧位，前臂置于手桌；皮瓣切取过程中使用止血带
切取	沿第二掌骨处轮廓线切开皮肤；切开骨间肌筋膜；保留肌间隔并掀起筋膜皮瓣，包含筋膜；注意将神经包含在皮瓣内；切取不带皮肤的筋膜蒂；动脉周围保留 0.5~1 cm 的脂肪组织；保留腱帽上的腱周组织；松开止血带并检查皮瓣灌注情况；将皮瓣置于受区；等待皮瓣灌注至正常；中厚或全厚断层皮片移植修复皮瓣供区；做皮下隧道时应小心

（续表）

优点	
组织	带感觉的、薄而柔软的皮瓣
血管蒂	旋转弧宽，蒂部可靠；作为游离皮瓣时血管口径较大
皮瓣大小和形状	不需牺牲指固有动脉即可覆盖大面积缺损
组合	可携带示指伸肌腱的腱束；第二掌骨骨瓣可能是未来的一个选择
缺点	
血管蒂	松开止血带的最初几分钟内，皮瓣通常发白；如果通过皮下隧道转移皮瓣时，可能会发生静脉淤滞
供区并发症	最初供区瘢痕明显，但会随时间明显改善
要点与失误防范	
切取	不要使旋转弧过窄，否则会发生静脉淤滞；保留腱周组织以利于供区皮肤移植，若隧道看起来过窄，可行蒂部植皮；静脉淤滞发生时，尽早应用水蛭；蒂部避免任何张力；当松开止血带后，若皮瓣没有显示足够的再灌注时，可用温盐水冲洗、湿敷；循环可能需 20 分钟重建；携带部分横跨掌指关节的矢状带，从而保护附着于皮肤的蒂部
扩展和组合	可切取携带第二掌骨的骨瓣
修整和矫形	基本不需要；皮瓣会随时间萎缩
临床适应证	带蒂皮瓣：拇指的中小面积缺损；拇指指腹感觉重建 游离皮瓣：无法或不适合做局部皮瓣的中小面积缺损

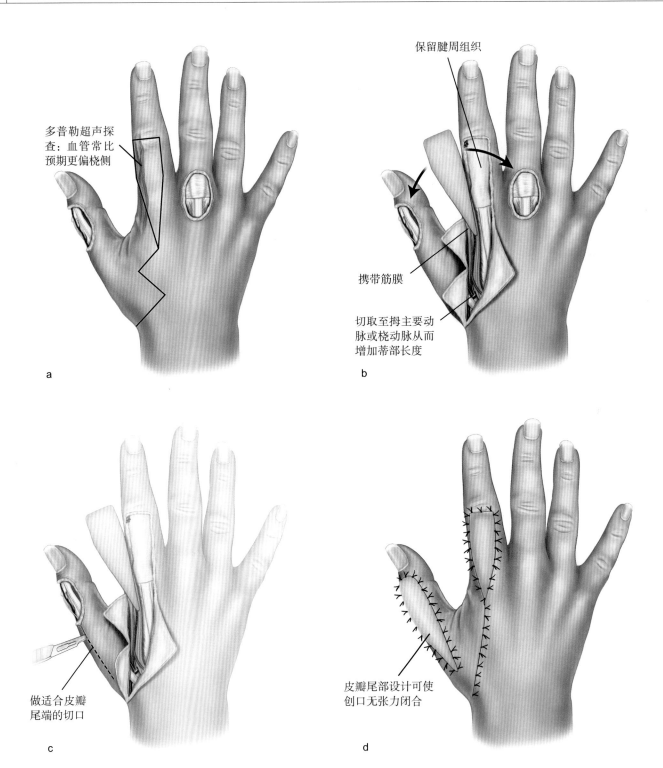

图 39.1 a. 第一掌背动脉皮瓣设计。血管通常比图中描绘的更向桡侧走行。术前通过多普勒超声检查确定血管走行。b. 皮瓣切取。切取的关键点是必须保留腱帽区域腱周组织以保证可以行皮肤移植。该血管深入筋膜间隔。携带含有血管的骨间筋膜。将蒂部追踪至拇主要动脉或桡动脉以增加蒂部长度。尽量携带皮下静脉以改善回流。c. 皮瓣移动和放置。保留近指间关节伸肌腱上的腱周组织。该皮肤切口的尾部设计可"无压力闭合"创口，可以避免皮下隧道狭窄或蒂部皮肤移植。携带桡神经的一个分支可以创建一个血管神经皮瓣。d. 皮瓣非常适合覆盖这一缺损，而且蒂部没有压力。

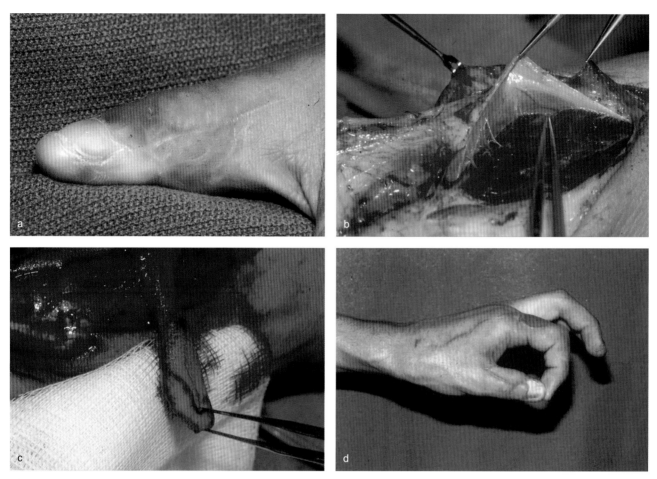

图 39.2 第一掌背动脉皮瓣（风筝皮瓣）。a. 感觉缺失的拇指软组织需要重建其表面。b. 携带第一掌背动脉的第一掌背骨间肌筋膜。c. 松开止血带后灌注的皮瓣。d. 最终结果：供区皮肤移植愈合良好，有感觉的皮瓣重建拇指尺侧面。

（聂广辰　译，沈小芳　审校）

40
掌背动脉皮瓣

表 40.1 掌背动脉皮瓣

皮瓣	
组织	皮肤
血管走行	肌间隔中
面积	2 cm × 4 cm；逆行皮瓣位于掌骨近端；顺行皮瓣位于手指近节
扩展和组合	偶尔可携带示指或小指固有伸肌腱腱束
解剖	
神经血管蒂	—
动脉	掌背动脉来自背侧动脉弓或掌侧动脉弓的掌－背交通支
静脉	小伴行静脉
长度和旋转弧	逆行皮瓣可达近指间关节；顺行皮瓣可达腕伸肌支持带
直径	—
神经	—
手术技术	
术前检查和标记	术前必须用多普勒超声确定血管是否存在；自桡侧向尺侧血管可靠性下降；第四掌背动脉在患者中的出现率约为 80%
皮瓣设计	—
患者体位	仰卧位，前臂置于手术桌面；存在止血带导致缺血的风险
切取	顺行皮瓣：沿着标记线切开皮肤；切开骨间肌筋膜；保留肌间隔，掀起筋膜皮瓣，携带筋膜；在掌骨头水平，向着掌－背交通支做不带皮肤的筋膜蒂；动脉蒂部保留 0.5~1 cm 的脂肪组织；结扎远端血管蒂；松开止血带；检查皮瓣灌注；皮瓣转移至受区；等待皮瓣灌注至正常
	逆行皮瓣：沿着标记线切开皮肤；切开骨间肌筋膜；保留肌间隔，掀起筋膜皮瓣，携带筋膜；在掌骨头水平，向着掌－背侧交通支做不带皮肤的筋膜蒂；动脉蒂部保留 0.5~1 cm 的脂肪组织；结扎近端蒂；松开止血带；检查皮瓣灌注；皮瓣旋转转移至受区；等待皮瓣灌注至正常

（续表）

优点	
血管蒂	两者都是具有宽旋转弧且可靠的血管蒂
皮瓣大小和形状	可覆盖较大的手指创面
组合	可与邻近掌背动脉皮瓣复合治疗多手指损伤
组织	薄而柔韧
缺点	
供区并发症	只有较小面积皮瓣的供区可以关闭；手背上的皮肤移植处很明显；轮廓缺陷随时间而改善
血管蒂	在大多数情况下无法识别静脉；皮瓣在松开止血带的最初几分钟常呈缺血状；可能会发生静脉淤滞
要点与失误防范	
切取	蒂部旋转弧不要过窄，以免发生静脉淤滞；保留腱周组织以利于供区皮肤移植；若隧道看起来过窄，可行蒂部植皮；静脉淤滞发生时，尽早应用水蛭；蒂部避免任何张力；当松开止血带后，若皮瓣没有显示足够的再灌注时，可用温盐水冲洗、湿敷；循环可能需 20 分钟重建
扩展和组合	有可能携带掌骨骨瓣
修整和矫形	基本不需要；皮瓣会随时间萎缩
临床适应证	逆行皮瓣：最远达近指间关节的中小面积指背缺损

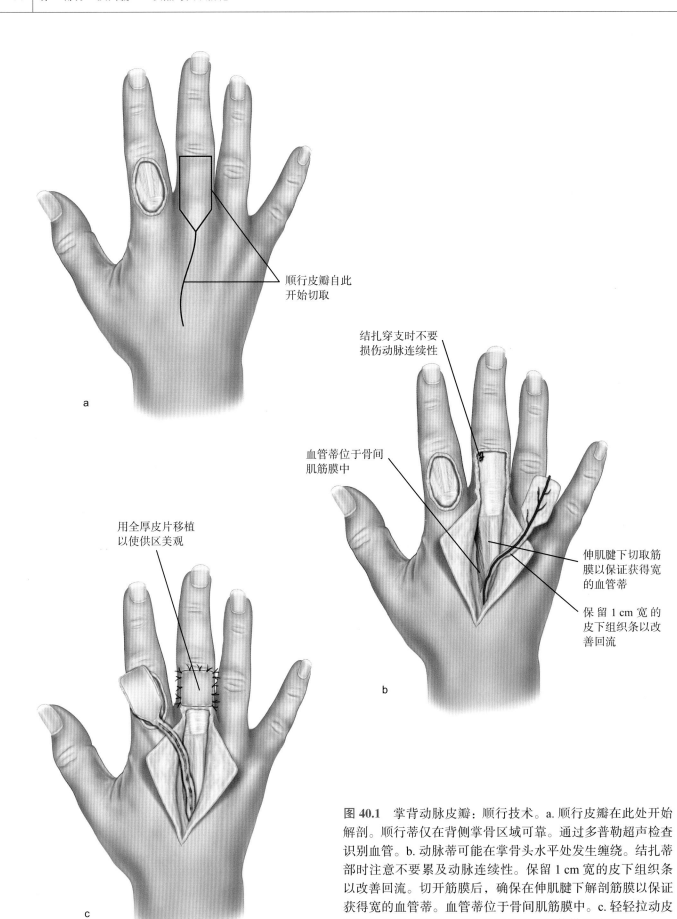

顺行皮瓣自此
开始切取

结扎穿支时不要
损伤动脉连续性

血管蒂位于骨间
肌筋膜中

伸肌腱下切取筋
膜以保证获得宽
的血管蒂

保留 1 cm 宽 的
皮下组织条以改
善回流

用全厚皮片移植
以使供区美观

图 40.1 掌背动脉皮瓣：顺行技术。a. 顺行皮瓣在此处开始
解剖。顺行蒂仅在背侧掌骨区域可靠。通过多普勒超声检查
识别血管。b. 动脉蒂可能在掌骨头水平处发生缠绕。结扎蒂
部时注意不要累及动脉连续性。保留 1 cm 宽的皮下组织条
以改善回流。切开筋膜后，确保在伸肌腱下解剖筋膜以保证
获得宽的血管蒂。血管蒂位于骨间肌筋膜中。c. 轻轻拉动皮
瓣以避免牵拉蒂部。用全厚皮片移植以使供区美观。

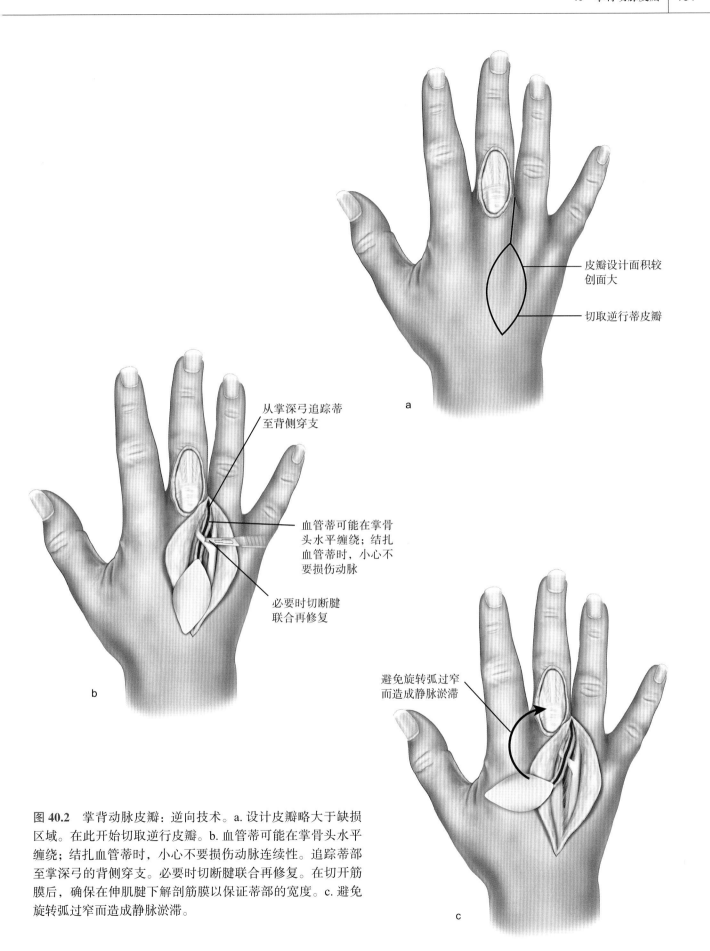

皮瓣设计面积较
创面大

切取逆行蒂皮瓣

a

从掌深弓追踪蒂
至背侧穿支

血管蒂可能在掌骨
头水平缠绕；结扎
血管蒂时，小心不
要损伤动脉

必要时切断腱
联合再修复

b

避免旋转弧过窄
而造成静脉淤滞

c

图 40.2　掌背动脉皮瓣：逆向技术。a. 设计皮瓣略大于缺损
区域。在此开始切取逆行皮瓣。b. 血管蒂可能在掌骨头水平
缠绕；结扎血管蒂时，小心不要损伤动脉连续性。追踪蒂部
至掌深弓的背侧穿支。必要时切断腱联合再修复。在切开筋
膜后，确保在伸肌腱下解剖筋膜以保证蒂部的宽度。c. 避免
旋转弧过窄而造成静脉淤滞。

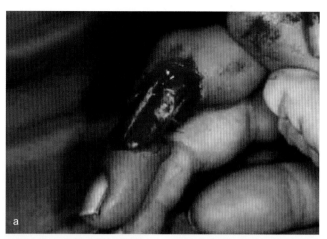

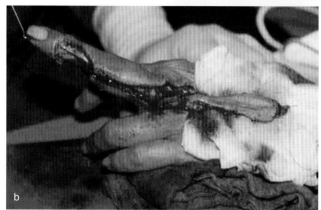
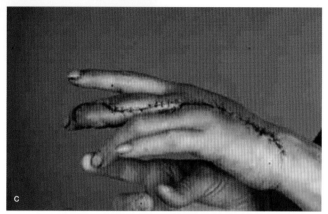

图 40.3　掌背动脉皮瓣。a. 清创后患者的缺损。b. 切取蒂部延长的掌背动脉皮瓣。c. 术后 12 天患者手部外观。

（聂广辰　译，张净宇　审校）

41
前臂桡侧皮瓣

表 41.1　前臂桡侧皮瓣

皮瓣	可带蒂或游离，蒂部可位于远端或近端
组织	可以是带少许毛发的神经营养皮瓣，也可以是筋膜瓣
血管走行	以肱桡肌为导向，沿其肌间隔基底向远端走行
面积	最大可达 8 cm × 20 cm
扩展和组合	皮瓣可携带小束肱桡肌或掌长肌腱、小块桡骨，或根据近端穿支携带第二块岛状皮瓣
解剖	
神经血管束	—
动脉	桡动脉
静脉	两支伴行静脉或头静脉
长度和旋转弧	根据皮瓣的部位，可达 15 cm
半径	动脉，3~4 mm；静脉，3~5 mm（以游离皮瓣为例）
神经	前臂外侧皮神经
手术技术	
术前检查和标记	用多普勒超声探测桡动脉走行；Allen 试验
患者体位	仰卧位，上肢放置于手术桌面
切取	以血管走行为皮瓣的中轴设计皮瓣；切开皮肤，在筋膜下向血管分离，然后在血管以下游离组织直至远端分离出血管蒂；如果以远端为蒂，则需要携带少许皮下脂肪和静脉组织 对于娴熟的术者，可在筋膜上解剖制备带蒂皮瓣：由远向近掀起皮瓣，向近端游离出血管；用血管夹夹住近端血管蒂，观察皮瓣灌注及静脉充血情况；等待 15 分钟；皮下静脉需要保留长点；结扎近端血管，旋转皮瓣移至远端供区；再次检查皮瓣灌注及静脉回流情况；若皮瓣静脉回流淤滞，则将断端静脉与前臂静脉吻合（增加回流） 以近端为蒂：游离出皮瓣后，用血管夹夹在远端血管蒂上，检查灌注情况，结扎远端血管

（续表）

优点	
血管蒂	血管蒂长而且可靠，口径粗；动脉硬化的现象罕见；作为游离皮瓣时，可制备血管桥接皮瓣
皮瓣大小和形状	皮瓣大；可制备多叶皮瓣，形成岛状皮瓣之间的去上皮的皮下组织和筋膜瓣；可设计成多种形状；通常皮瓣较薄，即便是在肥胖患者中
组合	皮瓣可携带其他组织，或根据穿支携带第二块皮瓣，可携带部分肌腱以及桡骨骨瓣
切取	供区及受区可以同时进行手术
缺点	
供区并发症	供区外露，有肌腱功能障碍的危险；适应证应当严格把握，尤其是女性患者；远端植皮可能会坏死
蒂部	牺牲了前臂其中一支主要动脉
要点与失误防范	
切取	避免剥离血管上的筋膜间隔组织
扩展和组合	切取骨与肌腱复合皮瓣时，注意保留骨与肌腱两者之间的连接
修整和矫形	皮瓣有非常小的下凹倾向；很少需要轮廓修整
临床适应证	需要较平、表浅、柔软皮瓣覆盖的创面；前臂，手背的创面，在筋膜以上切取可改善供区外观

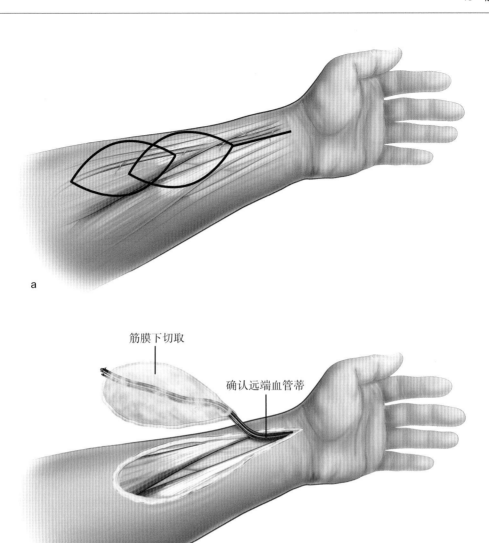

a

b

筋膜下切取

确认远端血管蒂

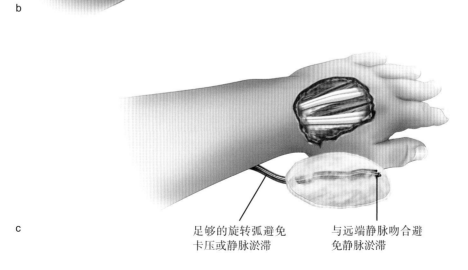

c

足够的旋转弧避免
卡压或静脉淤滞

与远端静脉吻合避
免静脉淤滞

图 41.1 前臂桡侧皮瓣。a. 术前 Allen 试验检查，探测并标记血管走行。b. 通常在筋膜下切取皮瓣，但是也可以在筋膜上层进行解剖切取，血管蒂周围可携带一小束筋膜组织。切取皮瓣的同时注意辨认远端蒂部。沿着切口的尺侧进行切取。设计逆行岛状皮瓣时，应尽量将皮瓣靠近近端切取。c. 旋转弧应该宽大，避免血管卡压或静脉淤滞。皮瓣内的静脉与远端静脉吻合可作为避免静脉淤滞的备选方案。

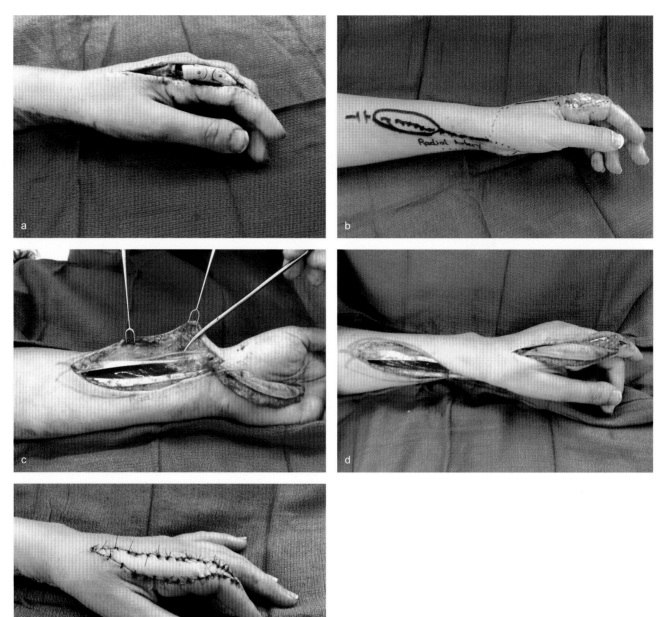

图 41.2　前臂桡侧皮瓣。a. 一例骨肉瘤成功切除、术后放疗患者，多关节指骨假体外露。b. 设计前臂桡侧逆行岛状皮瓣，供区一期缝合。c. 术中保留桡神经浅支切取岛状皮瓣。d. 移除假体，填塞抗生素骨水泥。将皮瓣通过皮下隧道转移至受区缺损区域。e. 皮瓣缝合完毕后外观。

（沈小芳　译，李卫　审校）

42
腕部带血管蒂的骨瓣

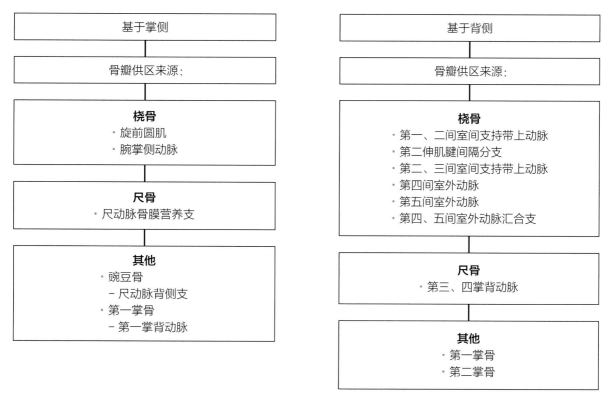

带血管蒂的骨瓣治疗腕部疾病

基于掌侧	基于背侧
骨瓣供区来源：	骨瓣供区来源：

基于掌侧

桡骨
- 旋前圆肌
- 腕掌侧动脉

尺骨
- 尺动脉骨膜营养支

其他
- 豌豆骨
  - 尺动脉背侧支
- 第一掌骨
  - 第一掌背动脉

基于背侧

桡骨
- 第一、二间室间支持带上动脉
- 第二伸肌腱间隔分支
- 第二、三间室间支持带上动脉
- 第四间室外动脉
- 第五间室外动脉
- 第四、五间室外动脉汇合支

尺骨
- 第三、四掌背动脉

其他
- 第一掌骨
- 第二掌骨

流程图 **42.1**

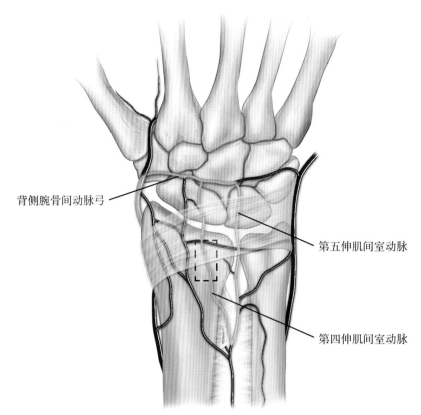

背侧腕骨间动脉弓

第五伸肌间室动脉

第四伸肌间室动脉

a 基于第四伸肌间室动脉的骨瓣移植（黄色）

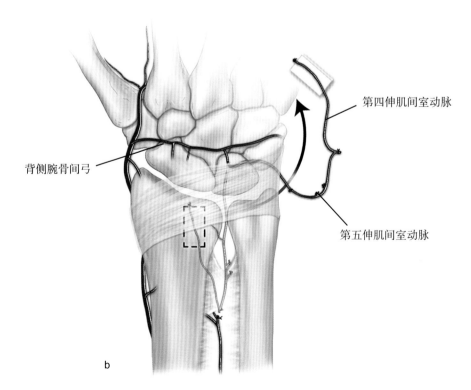

第四伸肌间室动脉

背侧腕骨间弓

第五伸肌间室动脉

b

图 42.1　腕部带蒂骨瓣。a. 基于第四伸肌间室动脉的骨瓣移植（黄色）。b. 骨瓣旋转弧。

（沈小芳　译，李卫　审校）

43
骨间后动脉皮瓣

表 43.1　骨间后动脉皮瓣（逆行岛状皮瓣）

皮瓣	
组织	皮瓣 / 筋膜瓣
血管走行	血管走行在筋膜间隔深面；游离皮瓣中血供来源为顺行，岛状皮瓣中血供来源为逆行
面积	8 cm × 15 cm；皮瓣宽度 <4 cm 时供区可直接缝合
扩展和组合	皮瓣可携带小束尺侧伸腕肌肌腱；携带小块桡骨并不可靠
解剖	
神经血管束	—
动脉	骨间后动脉；骨间后动脉的返支（骨间前动脉穿过骨间膜时与其形成的纤细交通支）
静脉	伴行静脉
长度和旋转弧	—
直径	动脉，1~1.5 mm；静脉，1 mm
神经	尺神经前臂分支，对于需要重建感觉的皮瓣，其支配并不可靠
手术技术	
术前检查和标记	于肱骨外上髁与腕背中心部画一条直线；在前臂近段 1/3 平面用多普勒超声探测出两支主要穿支；以此线为轴心设计皮瓣
患者体位	仰卧位，上肢放置于手术桌上
切取	沿着标记线的外侧切开；深入分离肌筋膜；直达小指伸肌与尺侧伸腕肌肌间隔，辨认好该肌间隔后，再于设计线内侧做切口；做筋膜下分离直到看到该肌间隔；由远及近游离骨膜周围的肌间隔；掀起皮瓣直到追踪到血管蒂自桡动脉发出；于近端血管蒂放置血管夹；注意保护支配伸腕肌的神经；松止血带，检查皮瓣血供；结扎近端血管蒂并旋转皮瓣，将皮瓣置于受区

（续表）

优点	
皮瓣大小和形状	在肌腱重建中，皮下脂肪可提供极好的滑动条件
组合	可携带少部分肌腱束和骨质
缺点	
血管蒂	血管蒂中伴行静脉细小，有静脉淤滞的报道；当神经运动肌支跨越重要血管穿支时，可能需要将其切断
饱满度	在肥胖的患者中，该皮瓣可能比较臃肿
供区并发症	供区瘢痕较为明显；该皮瓣对于年轻患者或女性患者不作为首选
要点与失误防范	
切取	尽量保护好神经肌支；避免旋转弧过小，因该皮瓣容易出现静脉淤滞；可保留近端皮下静脉备用，必要时与受区静脉吻合提供外增压；切取皮瓣时，血管蒂内可携带宽大的背侧筋膜；需要首先辨认骨间前动脉与骨间后动脉之间的交通支（有 5% 的人群缺如）
扩展和组合	在皮下分离时可携带小束肌腱；切取时注意靠近骨膜进行操作以避免损伤血管蒂
修整和矫形	大部分病例需要二期皮瓣整形
临床适应证	手背缺损；虎口缺损；腕关节周围的缺损

表 43.2 骨间后动脉皮瓣（游离皮瓣或顺行带蒂皮瓣）

皮瓣	
组织	皮肤和筋膜
血管走行	深至皮瓣表面的筋膜，在游离皮瓣中血管顺行
面积	8 cm × 15 cm，皮瓣宽度 <4 cm 时供区可直接闭合
扩展和组合	从尺侧腕伸肌处切取肌腱；从桡骨上切取骨块
解剖	
神经血管蒂	—
动脉	骨间后动脉；源自桡动脉的顺行血管
静脉	伴行静脉
长度和旋转弧	蒂长 3~4 cm
直径	动脉，2~3 mm；静脉，2.5~3.5 mm
神经	前臂内侧皮神经
手术技术	
术前检查和标记	皮瓣轴线为肱骨外上髁至腕背侧中间处；多普勒超声于前臂近端 1/3 处检查两支主要穿支；在轴线两侧画出皮瓣轮廓
患者体位	仰卧位，上肢置于手术桌上
切取	沿标记线切开皮肤；切开肌间筋膜；打开筋膜，显露指伸肌和尺侧腕伸肌；从内侧切开；筋膜下切开与另一侧汇合；将骨膜上的筋膜向近端剥离；结扎远端血管断端，掀起皮瓣至仅余发自桡动脉的血管蒂相连；注意保护支配腕伸肌腱的神经分支；放松止血带；检查血流灌注；旋转皮瓣或结扎血管蒂，然后将皮瓣覆盖于受区
优点	
血管蒂	管径粗大
皮瓣大小和形状	供区皮瓣宽度 <4 cm 时可直接闭合；皮下脂肪组织有助于预防重建的肌腱粘连
组合	可构建携带肌腱、骨质的复合组织瓣
缺点	
血管蒂	血管蒂短；可能需要切断在两条重要穿支间走行的运动神经分支
饱满度	肥胖的患者皮瓣较为臃肿
供区并发症	供区较为暴露；对于年轻患者和女性患者，此皮瓣不是首选
要点与失误防范	
切取	尽量保护运动神经；旋转弧避免过窄，因为皮瓣易出现静脉淤滞；蒂部携带较宽的皮下筋膜；首选确认与骨间前动脉的吻合支（5% 的患者发生变异）
扩展和组合	可包含肌腱；紧贴骨膜以避免损伤血管蒂
修整和矫形	多数病例需要二次整形
临床适应证	前臂创面；手背创面；伴有肌腱游离移植的复杂的重建；应用近端为蒂修复肘关节周围创面

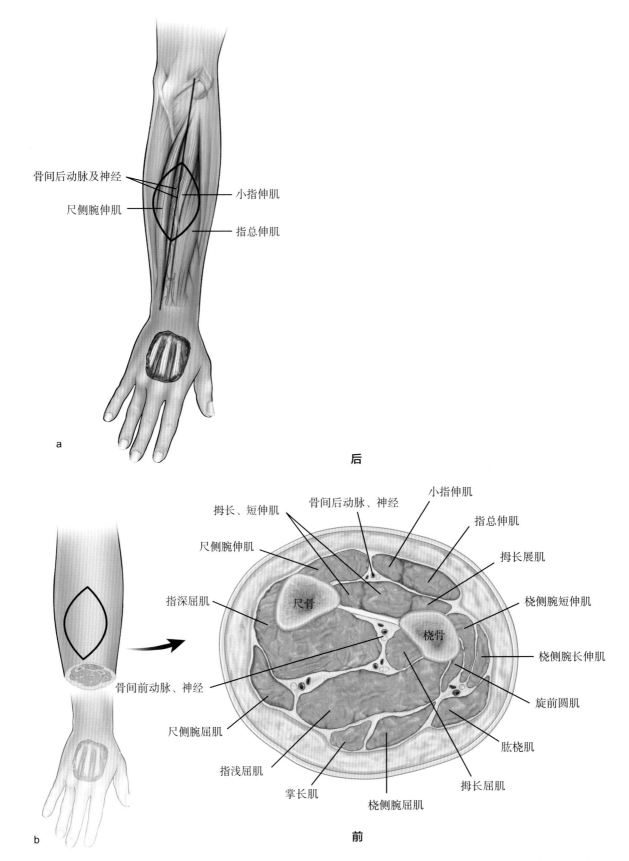

图 43.1　骨间后动脉皮瓣。a. 用多普勒超声探查穿支。设计皮瓣前辨认近端穿支。b. 在此处进行分离。注意保护伸腕肌腱的神经肌支。

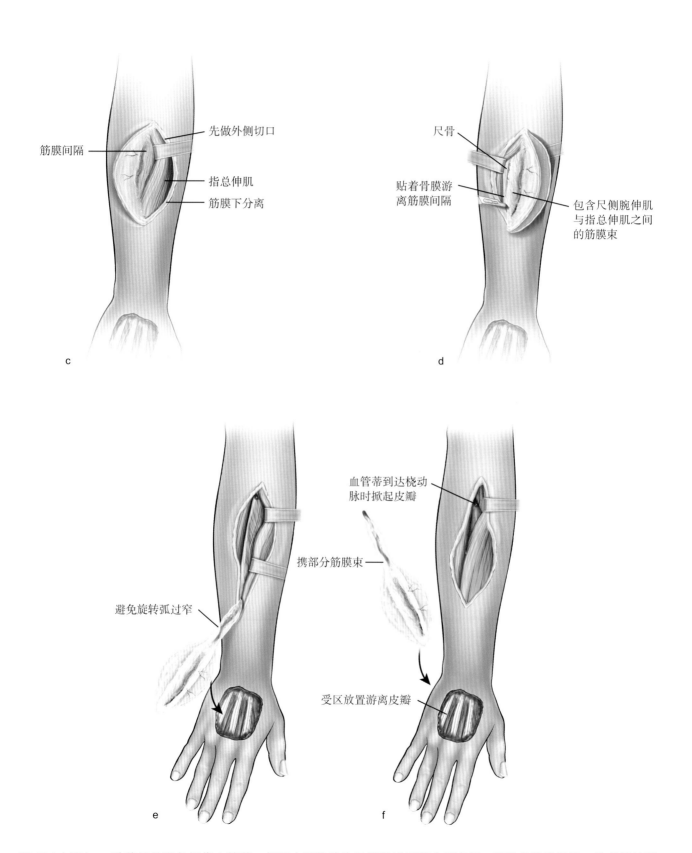

图 43.1（续）　c. 贴着尺骨避免损伤血管蒂。保留皮下静脉为远端外增压缝合而备用，以避免静脉淤滞。注意旋转弧不要太窄。在血管蒂中可携带小束尺侧腕伸肌与小指伸肌之间的筋膜。d. 游离血管蒂周围组织。e. 掀起皮瓣显露蒂部。f. 切取皮瓣为游离状态。

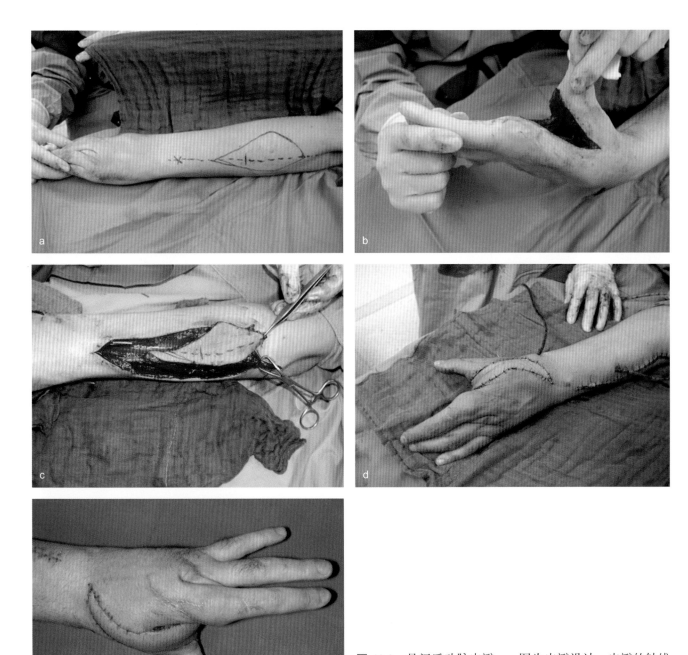

图 43.2 骨间后动脉皮瓣。a. 图为皮瓣设计。皮瓣的轴线为外上髁至下尺桡关节。中点为骨间后动脉的投影。b. 虎口松解。c. 掀起皮瓣。d. 供区直接缝合，皮瓣移植。e. 术毕外观照，可见虎口明显开大。

（沈小芳 译，李卫 审校）

44
前臂尺动脉穿支逆行岛状皮瓣

表 44.1　前臂尺动脉穿支逆行岛状皮瓣

皮瓣	
组织	皮瓣 / 筋膜瓣
血管走行	皮瓣下 Scarpa 筋膜，在尺侧腕屈肌下方靠外侧走行
面积	4 cm × 15 cm，于前臂尺侧
扩展和组合	—
解剖	
神经血管束	—
动脉	尺动脉远端（腕关节以近 4cm）穿支
静脉	伴行静脉
长度和旋转弧	皮瓣可达到腕关节近端掌侧
半径	—
神经	—
手术技术	
术前检查和标记	多普勒超声探查出穿支，以穿支点为中心，在尺骨外侧设计皮瓣
患者体位	仰卧位，上臂放置于手术桌上，避免止血带引起的缺血
切取	沿着标记线切开；保护好尺动脉、尺神经，在筋膜下分离组织；保护好腱周组织；辨认好远端穿支；制备岛状皮瓣时，于远端做附加切口，否则需要保留远端皮桥完整；松止血带；检查皮瓣灌注；将皮瓣旋转移植至创面
优点	
血管蒂	可靠，且容易辨认
皮瓣大小和形状	可设计较大皮瓣
组合	可携带少部分肌腱（尺侧腕屈肌腱）
切取	切取较为简单、直接
缺点	
皮瓣	皮瓣在旋转点会遗留一个"猫耳朵"，通常需要二期整形；大部分病例供区需要植皮
饱满度	皮瓣可能显得臃肿
供区并发症	供区植皮较为明显；罕见病例会出现肌腱滑动障碍；最主要的风险是尺神经可能会受损
要点与失误防范	
切取	不要损伤腱周组织；在辨认好皮瓣穿支之后再进行组织分离；在切取皮瓣远端组织时，要反复检查穿支的完整性
扩展和组合	可携带小束肌腱（尺侧腕屈肌腱）
修整和矫形	6 个月后进行皮瓣修整；通常情况下，"猫耳朵"可被修整
临床适应证	修复腕部长条状缺损

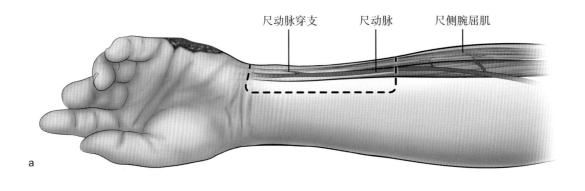

尺动脉穿支　尺动脉　尺侧腕屈肌

a

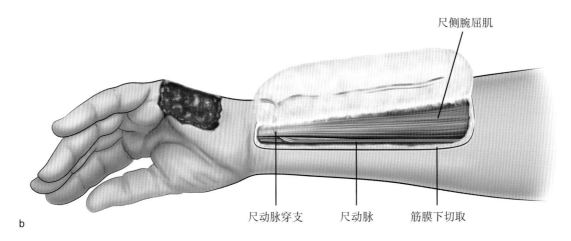

尺侧腕屈肌

尺动脉穿支　尺动脉　筋膜下切取

b

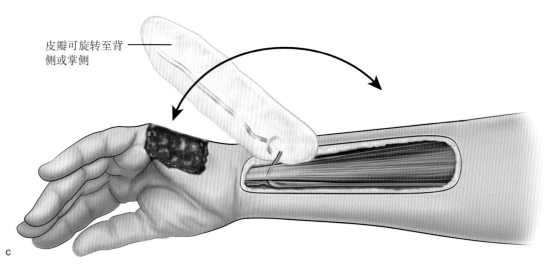

皮瓣可旋转至背
侧或掌侧

c

图 44.1　前臂尺动脉穿支逆行岛状皮瓣。a. 以尺动脉走行为轴线设计皮瓣。用多普勒超声探测腕横纹以近 3~4 cm 的
血管蒂。b. 皮瓣切取由近端向远端进行。小心保护好血管蒂。分离在筋膜下进行。血管蒂走行在尺侧腕屈肌下方外
侧。c. 皮瓣可旋转至腕掌侧或背侧。当切断皮瓣远端皮桥时，掀起的皮瓣才是真正意义上的岛状皮瓣。注意保护好远
端皮桥，当确认好皮瓣灌注良好后，方可断掉皮桥。

（沈小芳　译，李卫　审校）

45
上臂外侧皮瓣

表 45.1　上臂外侧皮瓣

皮瓣	带蒂 / 游离，顺行 / 逆行
组织	带神经支配皮瓣，通常在无毛发区域；也可制备去上皮的筋膜皮瓣
血管走行	在筋膜层面，沿着肱骨深面走行；穿支经一细小的深间隔进入皮瓣
面积	可达 15 cm×8 cm（供区一期缝合者，皮瓣设计需要 ≤ 6 cm×12 cm）
扩展和组合	可制备成携带部分节段的肱骨骨皮瓣；延长后可包含前臂筋膜
解剖	
神经血管束	—
动脉	后桡侧副动脉（肱深动脉的分支）；远端血流来自肘关节周围血管网发出的桡侧副动脉返支
静脉	两支伴行静脉及头静脉
长度和旋转弧	≤ 8 cm
直径	动脉，1.5~2 mm；静脉，2~2.5 mm
神经	桡神经发出的前臂后侧皮神经
手术技术	
术前检查和标记	建议用多普勒超声探查出穿支走行；标记出三角肌止点和肱骨外髁；以这两点连线为轴线设计皮瓣
患者体位	仰卧位；露出上臂以便让上肢自由活动；上臂放置于手术桌面或者固定在胸前；建议使用止血带（但是通常此位置不好固定）
切取	游离或顺行带蒂皮瓣：于臂后侧做切口，深至肌筋膜；在筋膜下掀起皮瓣，将筋膜临时缝合固定在皮肤上，以避免剪切力；继续分离至肱三头肌前侧缘，即筋膜向深面走行止于肱骨之处；在肌间隔中可见穿支；在前方切开深至筋膜；在筋膜下分离时注意包含屈肌筋膜；追踪该筋膜至肱骨；贴着骨膜将筋膜间隔分离开；沿着蒂部近端在肱三头肌下向桡神经沟分离；将桡神经下方的皮神经分开 逆行带蒂皮瓣：切取方式与以上叙述类似，结扎近端血管；向肘关节方向找出远端血管蒂 包含前臂筋膜的皮瓣：可将皮瓣延伸至肘关节远端 5 cm，皮瓣宽度可与上臂外侧皮瓣类似；在筋膜下分离皮瓣；分离的返支血管蒂越长越好

（续表）

优点	
切取	对于经验丰富的术者皮瓣切取较快；供、受区两处可同时进行
血管蒂	可靠，恒定，口径可
皮瓣大小和形状	可设计各种外形的薄皮瓣；椭圆形是首选
组合	非常多元，因其可选择性结合骨质、肱三头肌肌腱束、前臂筋膜、神经以及带血管营养的神经移植
缺点	
皮瓣	与患者相关，皮瓣可能因皮下层厚而显得臃肿
供区并发症	瘢痕显著；供区宽度 ≤ 6 cm 者才可直接缝合，否则需要植皮；除了前臂外侧感觉麻木，无其他功能障碍
血管蒂	血管蒂较短；口径可能比较细，尤其是女性患者
要点与失误防范	
切取	注意避免混淆神经分支；紧紧贴近骨膜剥离以保护纤细的间隔；将筋膜临时缝合固定在皮肤上以减少剪切力；注意修复肱三头肌供区肌腱
扩展和组合	携带骨瓣时，尽量以穿支为中心，其下方营养区域内的骨膜一同携带；后侧皮神经可作为带血管的神经移植物
修整和矫形	皮瓣有下凹倾向，后期常需要修整
临床适应证	修复手背、虎口缺损；远端带蒂皮瓣可修复肘关节创面，近端带蒂皮瓣可修复肩关节创面

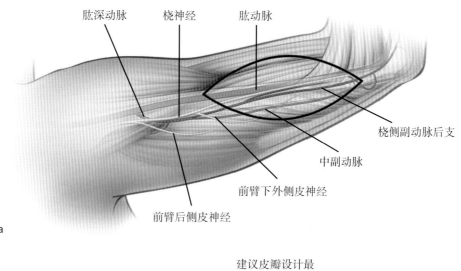

肱深动脉　桡神经　肱动脉

桡侧副动脉后支

中副动脉

前臂下外侧皮神经

前臂后侧皮神经

a

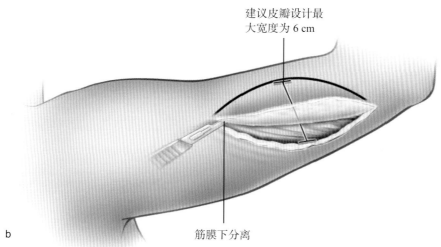

建议皮瓣设计最
大宽度为 6 cm

筋膜下分离

b

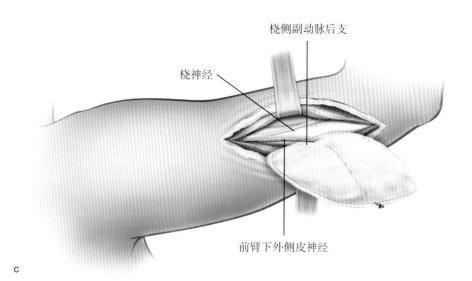

桡侧副动脉后支

桡神经

前臂下外侧皮神经

c

图 45.1　上臂外侧皮瓣。a. 皮瓣位置因血管蒂来源而异。近端皮岛通常只在远端带蒂皮瓣时使用。在三角肌止点与肱骨外上髁之间设计切口，向远端延长切口者可包含前臂近段 1/5。b. 在筋膜下分离时要谨慎。c. 辨认桡神经及下外侧皮神经。桡侧副动脉后支作为串联皮瓣的桥接血管。皮瓣移植可携带 10 cm 的神经节段。从后侧辨认桡侧副动脉后支。

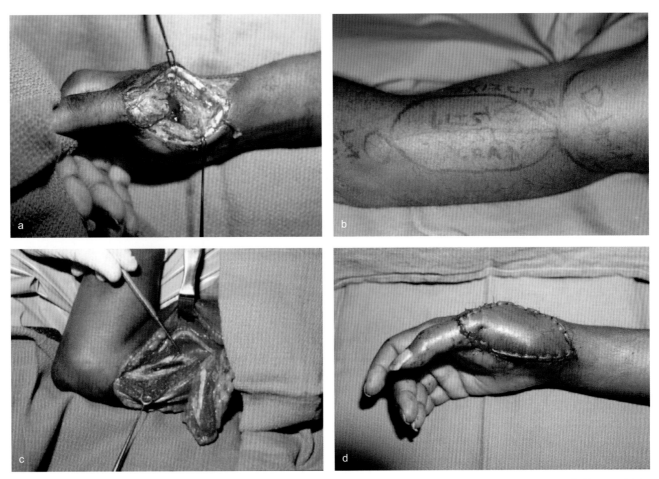

图 45.2　上臂外侧皮瓣。a. 该患者因枪击伤导致第一掌指关节复合伤。b. 上臂外侧皮瓣。c. 分离好血管蒂的骨皮瓣。d. 皮瓣缝合好的外观。

（沈小芳　译，张净宇　审校）

46
肩胛旁和肩胛皮瓣

表 46.1　肩胛旁和肩胛皮瓣

皮瓣	
组织	筋膜或骨皮瓣，无毛，可去除皮肤作为带蒂筋膜瓣或游离筋膜瓣
血管走行	平行于皮肤，位于深筋膜上方
面积	8~10 cm × 20~25 cm（肩胛旁皮瓣）；10~15 cm × 12~25 cm（肩胛皮瓣）
扩展和组合	可扩大筋膜；与肩胛下血管系统的任一皮瓣联合
解剖	
神经血管蒂	—
动脉	主要由旋肩胛动脉分支构成；旋肩胛动脉降支为蒂的肩胛旁皮瓣，以及以旋肩胛动脉横支为蒂的肩胛皮瓣
静脉	两条并行静脉
长度和旋转弧	6~10 cm
直径	动脉，1.5~3 mm；静脉，2~4 mm
神经	无感觉神经
手术技术	
术前检查和标记	多普勒超声标记出血管（旋肩胛动脉降支及横支），分辨并标记出"三边孔"（由大圆肌、小圆肌和肱三头肌长头构成），标出肩胛骨下角、肩胛骨脊柱缘、脊柱以及背阔肌的边缘
患者体位	半侧卧位或斜卧位
切取	肩胛旁皮瓣：从内下方切口开始（逆行向上）；确定筋膜外平面；最重要的是确定进入三边间隙区域；完成皮肤切口；确定血管蒂部周围的脂肪组织；小心地向内侧牵拉皮瓣；非常小心地结扎或夹闭肌肉和骨骼分支血管；沿血管蒂进入三边孔；识别胸背动脉或肩胛下动脉；检查皮瓣灌注；进行蒂部切断或皮瓣局部转移；一些学者赞成将确认血管蒂作为解剖的第一步 肩胛皮瓣：采用与肩胛旁皮瓣相同的切取策略，然后从内侧切，向三边孔前进；与肩胛旁皮瓣一样，在切取过程中也可以首先识别血管蒂

（续表）

优点	
血管蒂	长而可靠；血管直径较大；作为带蒂皮瓣时可旋转至腋窝及上臂背侧
皮瓣大小和形状	皮瓣可向内侧和外侧延伸，也可向肩胛筋膜延伸；皮瓣的厚度均匀；当去上皮化时也可以用作"埋入式皮瓣"
组合	所有来自肩胛下血管系统的皮瓣都是可能的；骨皮瓣治疗前臂节段缺损非常有价值；骨段可以从内侧和外侧获取
更多选择	大部分来自肩胛下血管系统的其他皮瓣可供选择
缺点	
饱满度	皮瓣厚薄依赖于患者的身体情况，有时皮瓣可能很臃肿
供区并发症	无功能丧失；切口较大时瘢痕明显；只有 <8~12 cm 宽的供体创口才能直接缝合
要点与失误防范	
切取	小心血管蒂部周围的脂肪组织；将皮瓣与周围缝合几针从而避免皮瓣被牵拉；不要切断蒂部向深侧走行但很快出现的大的骨 / 肌肉分支；在血管蒂解剖过程中让患者深度放松，这有助于解剖到腋窝；使用深拉钩显露三边孔
扩展和组合	大多数联合皮瓣可以在不改变患者体位的情况下切取；取骨瓣时不要侵犯骨骼 / 肌肉分支；可包括肌肉穿支；只有当皮瓣与来自肩胛下血管系统的其他皮瓣结合时才需要腋下切口；在组合皮瓣的情况下，在排除解剖变异之前，不要对血管蒂进行切断
修整和矫形	皮瓣有下凹的倾向，但这有时是需要的；可能需要修薄；由于背部脂肪组织的结构，脂肪抽吸可能很困难
临床适应证	前臂和手背的修复；合并切取筋膜时，不仅覆盖了创面，而且为屈伸肌腱的滑动提供了良好基床；非常适合前臂的节段性缺损；当用作带蒂皮瓣时可覆盖肩部和臂背侧的缺损

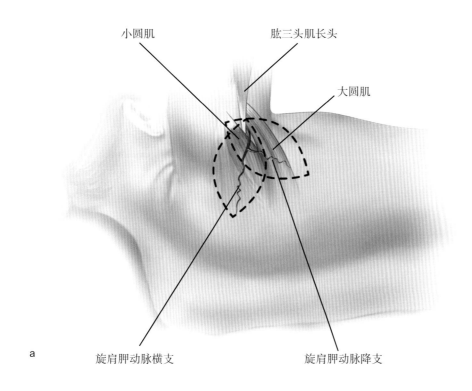

小圆肌　　　　肱三头肌长头

大圆肌

a

旋肩胛动脉横支　　　　　　旋肩胛动脉降支

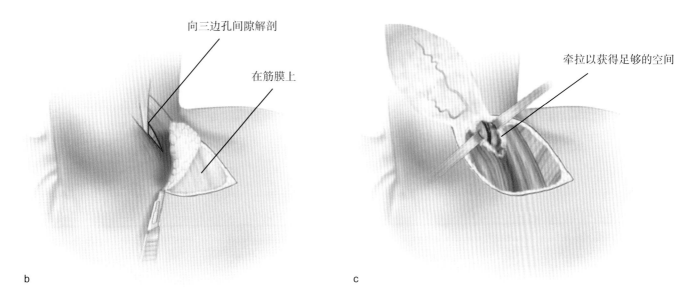

向三边孔间隙解剖

在筋膜上

牵拉以获得足够的空间

b　　　　　　　　　　　　　　　　c

图 **46.1**　肩胛旁和肩胛皮瓣。a. 设计肩胛骨瓣时应遵循"2"原则：血管蒂位于肩胛冈下 2 cm、腋中线外侧 2 cm 处。b. 术前通过多普勒超声检查确定血管蒂进入三边孔。从皮瓣下缘开始解剖，向三边孔前进。保持在筋膜上方。c. 当遇到脂肪（肌肉）层时，在血管蒂附近要小心，并使用深拉钩在三边孔间隙内创造足够的空间。小心地将旋肩胛动脉到肩胛外侧边界和邻近肌肉的所有分支结扎或夹闭。骨段可以从外侧或内侧边界切取。

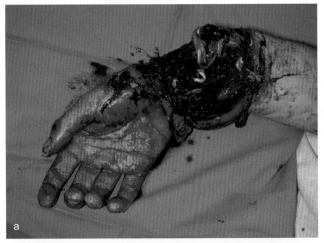

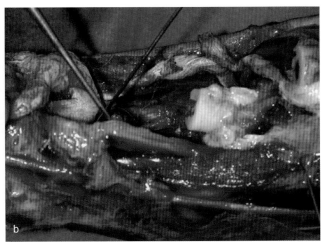

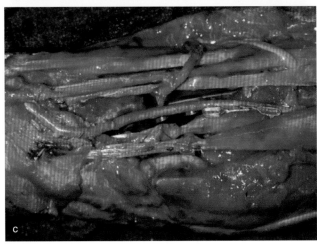

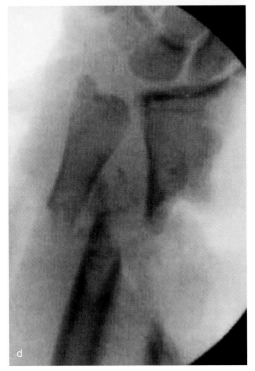

图 46.2　肩胛旁和肩胛皮瓣。a. 这名 25 岁的足球运动员经历了严重的手挤压伤，伴有血液循环中断和节段性骨缺损。采用清创和静脉移植重建桡动脉。b. 术中三维缺损的体位像。c. 所有结构修复后的体位像。d. 患者前臂粉碎性骨折伴桡骨缺损。

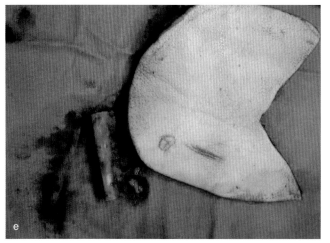

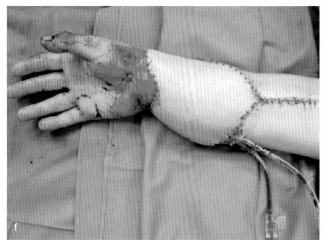

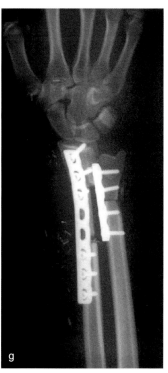

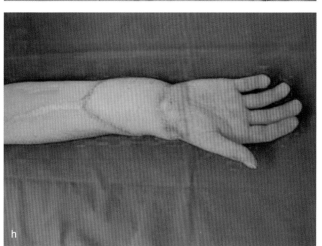

图 46.2（续） e. 患者的移植物涉及肩胛 / 肩胛旁皮瓣合并带血运的肩胛骨骨瓣。f. 所有缺损重建和皮瓣植入后的术后情况。g. 手术后立即对患者手臂进行放射学检查，前臂的轴向对位良好。h. 术后一年。

（田林　译，陈永华　审校）

47
股前外侧皮瓣

表 47.1 股前外侧皮瓣

皮瓣	
组织	筋膜穿支皮瓣 / 肌皮瓣
血管走行	股直肌与股外侧肌肌间隙底部
面积	最大 20 cm × 10 cm；很大程度上取决于 ABC 不同的三种穿支类型
扩展和组合	股前外侧皮瓣 / 阔筋膜张肌肌瓣，股前外侧皮瓣 / 股外侧肌肌瓣，股前外侧皮瓣 / 髂骨瓣，股前外侧皮瓣 / 股前内侧皮瓣
解剖	
神经血管蒂	—
动脉	旋股外侧动脉降支
静脉	两个伴行静脉
长度和旋转弧	8~16 cm，取决于穿支点的位置
直径	股直肌肌支以下 2~2.5 cm；股直肌肌支以上 2.5~3.5 cm
神经	股外侧皮支 / 外侧支
手术技术	
术前检查和标记	从髂前上棘到髌骨外缘的直线；穿支点 B 位于此连线中点的外侧，应用多普勒超声确认；穿支点 A 和穿支点 C 分别位于穿支点 B 上下各 5 cm，应用多普勒超声确认
患者体位	仰卧中立位，双脚直立位
切取	从髂前上棘 / 髌骨线内侧 1.5~2 cm 处开始，从穿支点 A 近端到穿支点 C 远端；解剖深度位于筋膜下，从内侧向外侧分离；将股直肌向内侧牵拉而显露旋股外侧动脉降支蒂部；明确穿支位置及其到体表的路径；若穿支被肌间隔包绕，也要根据其走行看血管是否与计划的皮瓣相连；在大多数情况下，穿支将穿过股直肌外侧，在这种情况下，必须小心地从肌肉里面分离出血管；解剖通常是从浅到深进行的；所有肌内分支应结扎或电凝 当穿支血管在肌肉内走行更深时，最好在穿支血管周围带一部肌肉；在完成对皮岛的解剖后，可根据受区缺损而设计和切取皮瓣的外侧缘；应将血管蒂的远端分开，并将主血管向近端游离，直至达到足够长度；强烈建议保留伴行的运动神经

（续表）

优点	
血管蒂	血管蒂长，口径大，位置可靠
皮瓣大小和形状	大型椭圆形皮瓣
组合	阔筋膜张肌肌瓣和（或）股外侧肌联合
供区	非常小，甚至没有功能受损；与大多数其他皮瓣供区相比，具有良好的美学效果
缺点	
供区并发症	大的皮瓣供体部位可能需要皮肤移植闭合
切取	在切取皮瓣前必须确认穿支血管的连续性；穿支血管位置和行程高度可变
皮瓣	对于超重患者，皮瓣过厚是一个问题
要点与失误防范	
切取	不要将最初的皮肤切口太偏外侧；在确定所选穿支血管的走行和路线时要耐心；在确认穿支血管走行之前，不要完全游离皮瓣，需要切取阔筋膜张肌时，需要保留旋股外侧动脉的横支
修整和矫形	可修薄皮瓣
临床适应证	用途广泛，包括头部和颈部、躯干、上肢和下肢创面的修复

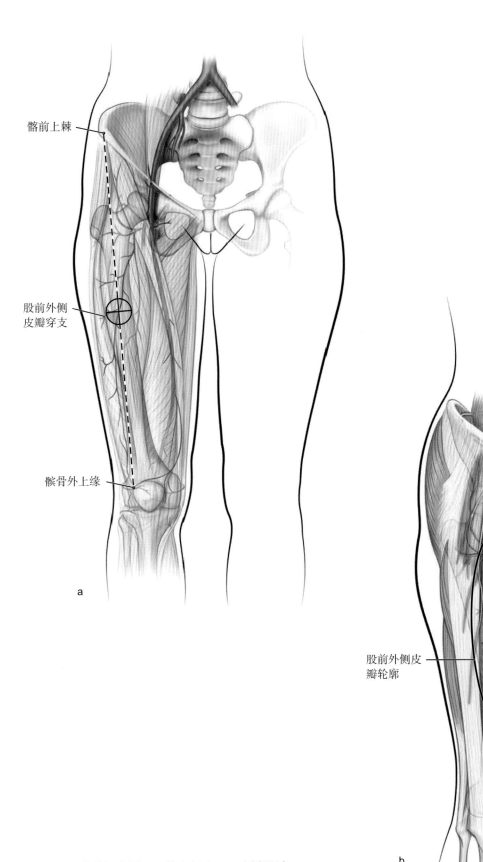

髂前上棘

股前外侧
皮瓣穿支

髌骨外上缘

a

股前外侧皮
瓣轮廓

b

图 47.1 股前外侧皮瓣。a. 体表标志。b. 皮瓣设计。

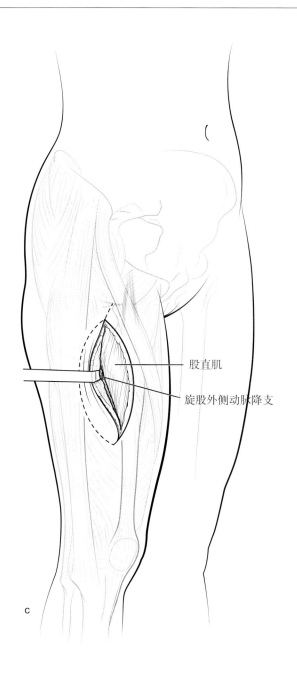

股直肌

旋股外侧动脉降支

c

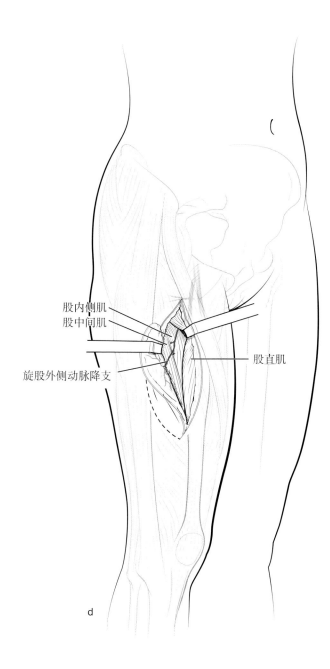

股内侧肌

股中间肌

股直肌

旋股外侧动脉降支

d

图 47.1（续） c. 蒂部辨别。d. 穿支解剖。

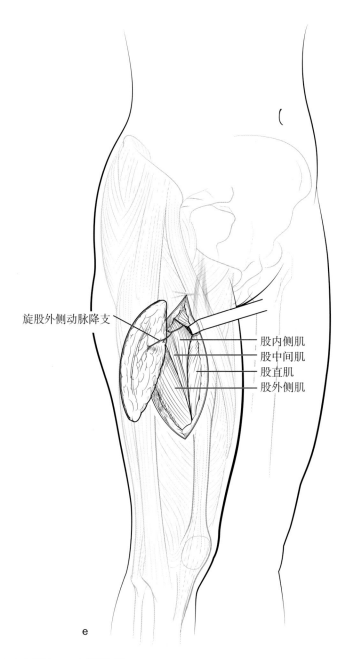

旋股外侧动脉降支

股内侧肌
股中间肌
股直肌
股外侧肌

e

图 47.1（续） e. 皮瓣掀起。

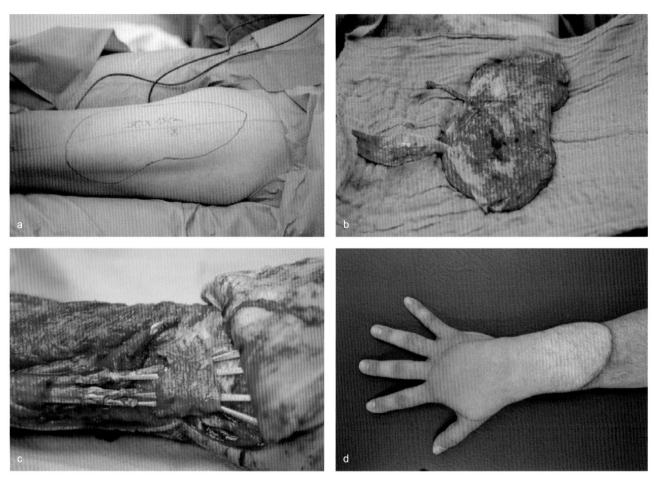

图 47.2　股前外侧皮瓣。a. 双侧掌长肌腱和跖肌腱重建。b. 左侧股前外侧带阔筋膜的游离筋膜皮瓣重建软组织缺损。c. 右手黏液纤维肉瘤切除后插入皮瓣，阔筋膜伸肌支持带重建。软组织覆盖。d. 重建皮瓣修复伤口术后 6 个月。

（田林　译，相大勇　审校）

48
背阔肌皮瓣

表 48.1　背阔肌皮瓣

皮瓣	
组织	肌肉或肌皮瓣，带蒂或游离
血管走行	从腋窝沿着肌肉的前缘进入；血管于肌肉下方进入后分出在肌肉下表面的三大主要分支
面积	几乎可以满足所有创面需要的尺寸；最大尺寸，20 cm × 35 cm
扩展和组合	可以切取肌瓣、肌皮瓣以及穿支皮瓣；可以与肩胛下血管系统的任何部分组合（如骨骼、皮肤、筋膜或肌肉）
解剖	
神经血管蒂	—
动脉	胸背动脉
静脉	通常起源于肩胛下静脉的一条静脉
长度和旋转弧	长达 15 cm；肩胛下血管系统的分支；3%~5% 人群存在解剖变异
直径	动脉，2~4 mm；静脉，2~5 mm
神经	运动神经；有神经与受区感觉神经吻合后 18 个月恢复深感觉的报道
手术技术	
术前检查和标记	无需识别血管；检查肌肉功能；如果肌肉功能正常，血管通常不会有损伤；标记前方肌肉界限和肩胛骨的尖端，以勾勒出皮瓣的边缘
患者体位	侧卧中立位；手臂抬高 90°
切取	标记皮瓣尺寸；从肌肉前缘开始做切口；识别肌肉边界及到锯齿肌的分支；识别血管蒂并追随血管蒂至其起源；游离肌肉的前缘，将皮瓣从腹侧向背侧朝向脊柱进行游离；注意电凝或结扎穿支血管；根据需要将肌肉向远端游离；于肌肉在脊椎的止点处进行游离；向头侧掀起肌肉；结扎前锯肌肌支；检查皮瓣灌注；切断血管蒂

（续表）

优点	
血管蒂	长而可靠；血管粗大
皮瓣大小和形状	可切取任何大小的皮瓣：背阔肌是人体最大的肌肉
组合	许多组合是可能的，可切取肩胛下血管系统的其他皮瓣构成组合皮瓣；切取背阔肌时可携带带血运的肋骨或者肩胛骨，可自前锯肌上切取筋膜合并移植
更多选择	如果背阔肌切取正确，肩胛皮瓣仍然可用；前锯肌皮瓣也可用，但血管很细
缺点	
饱满度	肌肉可能很臃肿；肌皮瓣中的皮岛通常较厚，需要二次修薄
供区并发症	供区瘢痕相当明显，约 7% 的肩部功能受损
要点与失误防范	
切取	注意肩胛下角区域恒定的粗大穿支血管（结扎）；分离背阔肌与大圆肌的筋膜间隔后便可显露血管蒂；将肩胛骨分支结扎，不要将其与肌肉的第二支血管混淆；如需要可切取皮岛作为监视窗
扩展和组合	将血管蒂解剖到腋动脉，排除血管系统的变异，核实所有组织都由一个血管蒂营养；如果存在变异，则必须调整手术策略，可能需要额外的显微血管吻合
修整和矫形	肌皮瓣通常会收缩，大约 50% 的病例需要修整；肌皮瓣几乎都会松弛，需要修整；在功能性肌肉转移的病例中，有时需要调整肌肉张力
临床适应证	大面积缺陷的覆盖；为重建前臂屈伸功能的游离功能肌肉移植；带蒂肌肉移植重建肱二头肌功能

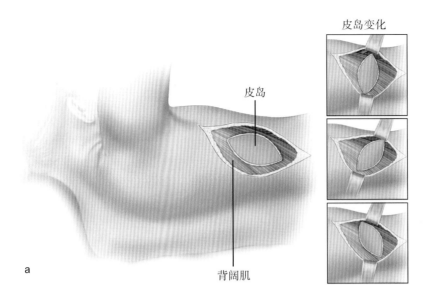

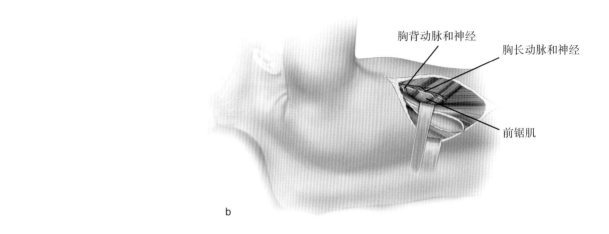

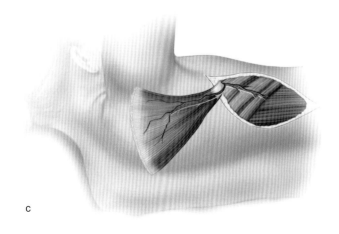

图 48.1   背阔肌皮瓣。a. 内侧边界总是比预测的更内侧。皮岛不要太小，否则不能进行可靠的临床监测。b. 首先确定血管蒂。沿着内侧边界进行解剖。分离远端，向脊柱游离。向上分离背阔肌的前缘或外侧。重新调整皮瓣的方向。明确背阔肌前锯肌和大圆肌之间的边界。c. 保持肌腱止点的连续性，直至完成解剖。将引流管插入腋窝和供区下方以防止血肿。电凝所有小的穿支，钛夹夹闭或结扎大的穿支。保持旋肩胛动脉完好无损，以备将来使用。用 5-0 缝线标记神经；这有助于在显微手术中对血管蒂进行操作。夹闭血管蒂的分支，防止血管微吻合后出血。

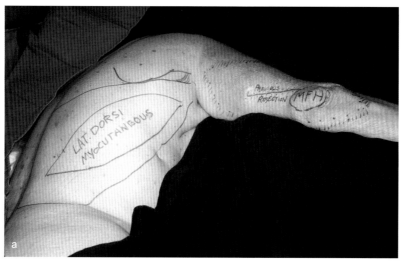

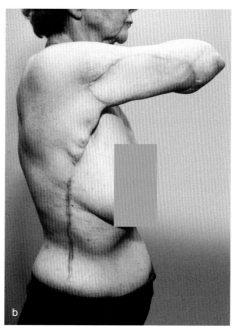

图 48.2 背阔肌皮瓣。a. 术前准备背阔肌皮瓣，带蒂移植覆盖复发性恶性纤维组织细胞瘤切除后创面。b. 术后 6 个月患者外观。

49
前锯肌 / 筋膜皮瓣

表 49.1　前锯肌 / 筋膜皮瓣

皮瓣	
组织	肌肉或筋膜（肌肉下方的三条肌纤维）
血管走行	在肌肉表面
面积	10 cm × 15 cm（肌瓣）；10 cm × 18 cm（筋膜瓣）
扩展和组合	皮岛；带血管的肋骨
解剖	
神经血管蒂	—
动脉	胸背动脉分出的前锯肌血管蒂；>97% 的患者前锯肌的血供直接来源于胸背动脉
静脉	伴行静脉
长度和旋转弧	≤ 16 cm（当携带胸背动脉作为血管蒂时）
直径	以胸背动脉为蒂：动脉，3.5~4.5 mm；静脉，4~6 mm 当仅以前锯肌末支为血管蒂时：动脉，1~1.5 mm；静脉，1~1.5 mm
神经	胸长神经（并不是总需要带此神经）
手术技术	
术前检查和标记	标记出肩胛骨下角背阔肌的前缘、第 5 肋到第 8 肋
患者体位	侧卧位，手臂抬高到 90°
切取	肌皮瓣：沿背阔肌边缘做一轻度弧形的切口；辨认出前锯肌弓的边缘；检查确认胸背动脉蒂完整；确认运动肌纤维入肌点；在肌肉表面画出切取皮瓣的大体形状轮廓；先切开肌瓣的内侧边缘；分离结扎、电凝肋间血管等方式止血；自胸壁分离解剖出前锯肌；但需要保留近侧部分以保护翼状肩胛骨的稳定性；分离胸背动脉蒂部至需要的长度；检查肌瓣的血流灌注情况；旋转肌瓣至受区 筋膜瓣：沿背阔肌边缘做一轻度弧形的切口；辨认出前锯肌弓的边缘；检查确认胸背动脉蒂完整；确认运动肌纤维入肌点；在肌肉表面画出切取皮瓣的大体形状轮廓；自肌肉表面分离肌筋膜；小的血管使用电凝止血；保留运动神经；解剖胸背动脉血管蒂至需要的长度；检查筋膜瓣的血循环情况；转移筋膜瓣

（续表）

优点	
血管蒂	很长的血管蒂；非常可靠
皮瓣大小和形状	筋膜瓣薄而且非常柔韧；对供区的损伤和影响非常小
组合	可以联合切取带血管的肋骨作为复合组织瓣；也可以带一个小的皮岛以利于观察血液循环情况；以及其他带有肩胛下血管系统的复合组织瓣
缺点	
皮瓣	由于较多的肋间血管之间的交通支，要求在分离时倍加小心；对运动神经的损伤可引起翼状肩；筋膜非常纤薄，分离时很容易损伤
饱满度	肌瓣会显得比较大而臃肿
供区并发症	可以接受；除了偶尔会出现翼状肩胛外，几乎无其他功能丢失；供区瘢痕也不明显
要点与失误防范	
切取	注意确认神经运动支入肌点；避免损伤神经；神经往往与血管蒂伴行；保留上部肌肉部分；筋膜瓣血流丰富；可以考虑筋膜瓣表面二期植皮
扩展和组合	当合并有骨缺损时，可切取带有血管的肋骨复合组织瓣
修整和矫形	很少需要
临床适应证	对于中等大小面积的缺损且需要薄而柔韧的皮瓣时；撕脱伤后肌腱的重建；对于手背或前臂及肘关节皮肤与软组织缺损导致骨与关节外露时，筋膜组织瓣可以提供良好的覆盖

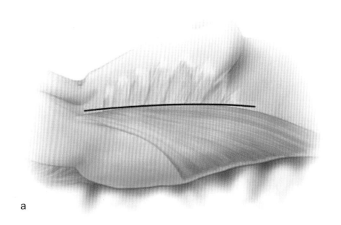

a

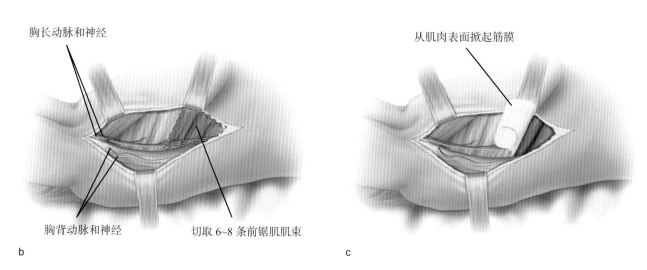

胸长动脉和神经

从肌肉表面掀起筋膜

胸背动脉和神经

切取 6~8 条前锯肌肌束

b

c

保留胸长神经上段

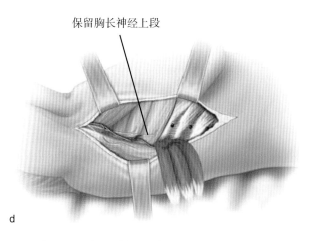

d

图 49.1 前锯肌 / 筋膜组织瓣。a. 沿背阔肌内侧边缘做一直的纵行切口。b. 向远端解剖分离，当掀起筋膜组织瓣后，务必要保证筋膜组织的完整性，一旦有缺损将会影响远端部分的血供。c. 保护胸长神经免受损伤，避免翼状肩胛的形成；仔细电凝肋间血管间的交通支以减少出血；血管蒂可以包含背阔肌全长；为了保留前锯肌功能，仅切取下方 6~8 束前锯肌肌束。d. 切下来的带蒂肌瓣。

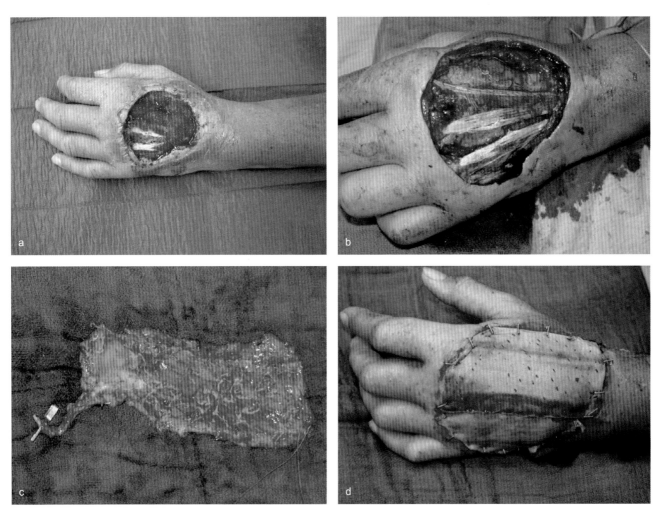

图 49.2 前锯肌 / 筋膜组织瓣。a. 该患者在其他医院经初期处理后的肉芽创面。b. 彻底地清创，显露有活力的组织，肌腱的滑动未受影响。c. 游离的带胸背动脉蒂的前锯肌筋膜组织瓣。d. 筋膜瓣覆盖创面并一期植皮后外观。

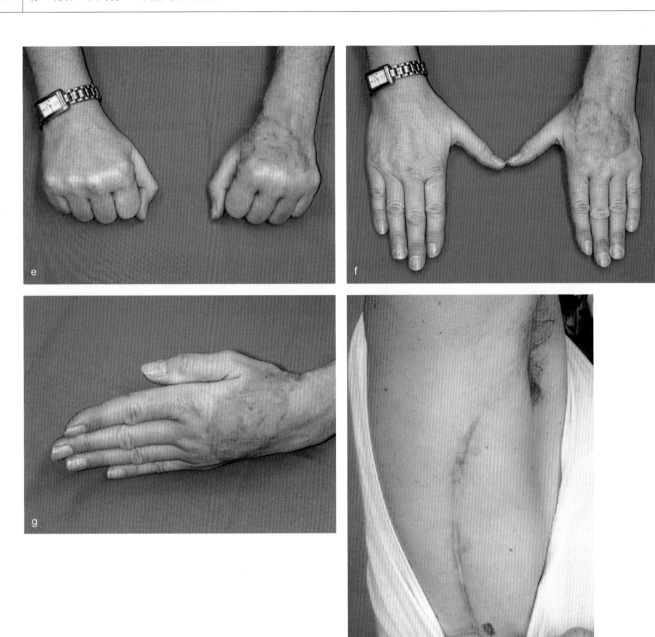

图 49.2（续） e~g. 术后 6 个月的功能与外观。h. 供区的皮肤切口瘢痕。

（陈永华 译，相大勇 审校）

50
颞筋膜瓣

表 50.1　颞筋膜瓣

皮瓣	
组织	筋膜（厚度为 1.5~3 mm）
血管走行	血管走行在皮下筋膜，从耳前走向颞窝
面积	8 cm × 15 cm
扩展和组合	可携带深筋膜层或者带颅骨瓣
解剖	
神经血管蒂	与深筋膜层共蒂（颞浅动、静脉的近端分支）；蒂的远端无血管交通分支
动脉	颞浅动脉（颈动脉的终末分支）
静脉	颞浅静脉
长度和旋转弧	如不切除腮腺，蒂长 2~4 cm
直径	动脉，1.5~2.7 mm；静脉，2.0~3.2 mm
神经	筋膜层含耳颞神经，但该皮瓣无神经支配
手术技术	
术前检查和标记	术前多普勒超声探查确认血管的走行部位；平行于发际线方向画切口；勾画出皮瓣轴线
患者体位	仰卧位，头稍向对侧偏斜
切取	皮瓣外观呈 T 形；自耳屏前开始切取皮瓣；确认并分离颞浅静脉及其颞浅动脉；在头发毛囊的深层逐步向头侧解剖分离；避免损伤表浅静脉；应用双极电凝凝烧皮下静脉丛的终末分支；注意不要损伤面神经的额前支；完成向头侧的解剖分离后即可切取筋膜瓣；从深筋膜层向耳廓方向逐渐分离切取筋膜瓣；完整切取后注意观察筋膜瓣的血循环灌注情况是否良好

（续表）

优点	
血管蒂	由于有足够的血管直径与长度，所以血管蒂部可靠
皮瓣大小和形状	筋膜瓣面积够大，例如可以修复整个手背并且看起来也不会显得臃肿；解剖分离筋膜瓣后，供区可立即关闭缝合
组合	可以联合切取深筋膜层，在颧骨水平的颞中血管必须予以保留；有可能的话可以联合切取颅骨进行复合组织瓣移植
组织	筋膜瓣薄而富有柔韧性；覆盖区不会显得臃肿
供区	供区几乎看不出来；没有功能损失
缺点	
筋膜瓣面积	—
供区并发症	筋膜瓣切取时有可能损伤额神经；如果切取浅筋膜层时离头发的毛囊层太近可能会导致局部不长头发而秃头
切取	—
筋膜瓣	毛细血管的渗血会危及移植皮肤的成活
筋膜瓣的蒂	蒂比较短，由于静脉浅在的原因容易受损伤；有时静脉是缺如的
要点与失误防范	
切取	注意不能损伤颞浅静脉
扩展和组合	当复合切取深层筋膜时，注意保留颞中血管
修整和矫形	几乎无需修整；后期的植皮时机需根据水肿消退与毛细血管渗血情况而定
临床适应证	手背；手掌侧深层组织的缺损；手指的脱套伤；瘢痕组织床

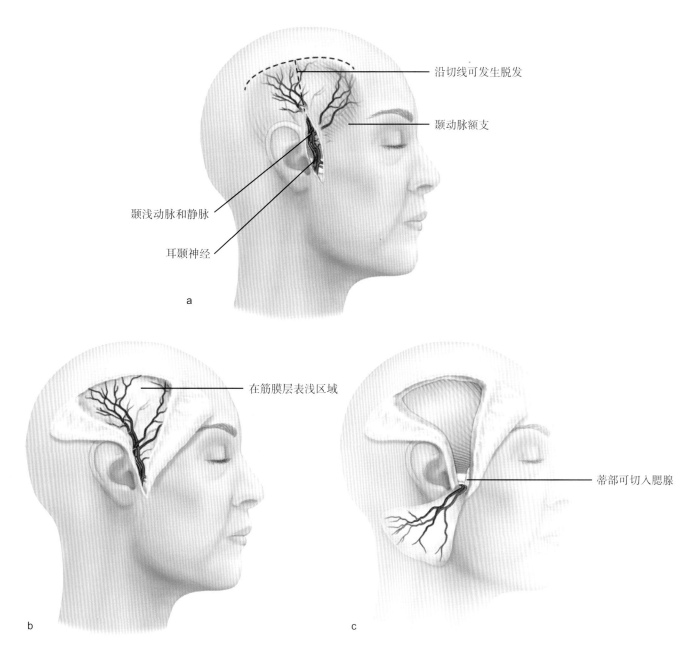

图 **50.1** 颞筋膜瓣。a. 术前多普勒超声检查确认筋膜瓣蒂部的血管起源。解剖分离筋膜瓣前用利多卡因（0.5%）与肾上腺素（1:200 000）供区注射，以利于术中便于观察切取区域与止血。切口部位可能不长头发。耳上绕头部可以用一纤细的止血带便于观察充盈的静脉，以了解有无血管变异。b. 在筋膜层表浅的间隙分离，以免损坏毛囊。用神经刺激仪确定额颞神经支。避免过多皮下组织分离以免损伤颞浅血管。c. 自头侧向尾侧掀起皮瓣，在颅骨表面分离可形成带颞深筋膜的双层筋膜瓣，此双层筋膜瓣共有一个血管蒂，但两层之间自血管蒂分支之后并无血管分支相连。如果带颞深筋膜层一起时可以携带颅骨形成复合组织瓣。血管蒂可以一直解剖分离至腮腺内。

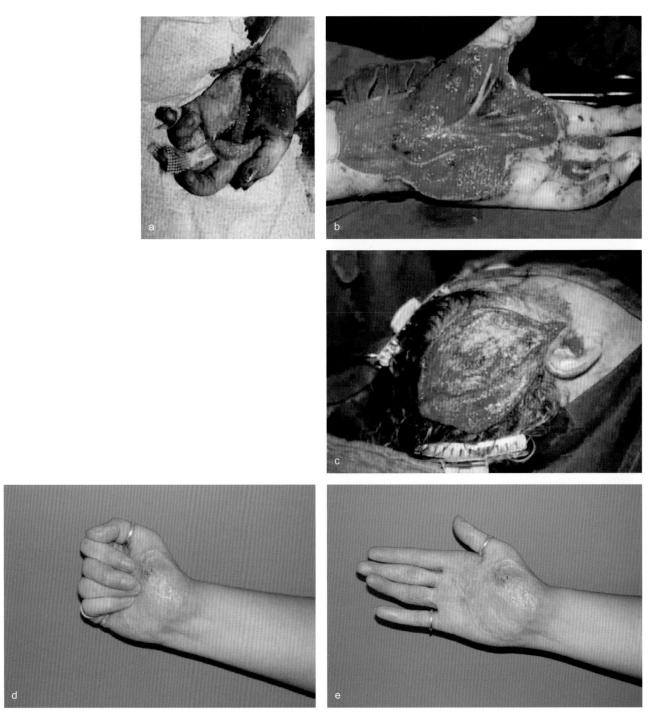

图 50.2 颞筋膜瓣。a. 手掌撕脱伤。b. 清创后。c. 筋膜瓣的切取。d、e. 一例类似损伤的患者术后两年手的屈指（d）与伸指（e）外观与良好功能。

（田林 陈永华 译，张净宇 审校）

51
腹股沟皮瓣

表 51.1　腹股沟皮瓣

皮瓣	
组织	皮肤或真皮脂肪瓣；带蒂（最常用）或游离
血管走行	Scarpa 筋膜浅面，朝向髂嵴方向供养表面皮肤
面积	10 cm × 25 cm
扩展和组合	一般没有组合；有经验的医生可以切取腹壁浅动脉皮瓣作为第二皮岛
解剖	
神经血管蒂	—
动脉	旋髂浅动脉
静脉	两个静脉系统：一条与旋髂浅动脉平行并进入隐窝，另一条深入并直接进入股静脉
长度和旋转弧	动脉，1.5~2 cm；静脉，2.5~4 cm
直径	动脉，0.8~1.8 mm；静脉，2~3 mm
神经	皮瓣不受神经支配
手术技术	
术前检查和标记	画出皮瓣轮廓，1/3 在腹股沟韧带上方，2/3 在其下方；分界线为髂前上棘指向耻骨结节
患者体位	仰卧位
切取	带蒂皮瓣适合由外侧浅表至深层肌肉筋膜顺序切取，注意防止损伤蒂部 游离皮瓣切取的内侧入路：腹股沟线下 5 cm 确定旋髂浅动脉；中间切开；在 Scarpa 筋膜浅面确认浅静脉；找出股动脉、腹壁下动脉和旋髂浅动脉；切开皮瓣外侧部分但保留深筋膜完整；切开缝匠肌外缘；结扎旋髂浅动脉深支的肌支；分离外侧皮神经；掀起皮瓣观察灌注

(续表)

优点	
血管蒂	—
皮瓣大小和形状	可切取大皮瓣；无毛皮瓣
组合	内侧延伸可获取有毛皮瓣
组织	—
切取	—
供区	供区隐蔽，如果宽度不超过 10 cm 可以一期缝合伤口
更多选择	—
缺点	
饱满度	中度臃肿
供区并发症	外侧皮神经支配区域麻痹
皮瓣	与受区皮肤颜色不搭配
血管蒂	动脉解剖变异大，蒂部短；动脉直径小，经常需要静脉移植
要点与失误防范	
切取	当皮瓣作为游离皮瓣使用时，在皮瓣切取前应先确定蒂的位置
扩展和组合	—
修整和矫形	常需修整和修薄；颜色重新匹配
临床适应证	带蒂皮瓣：年轻患者的手背和前臂背侧缺损；游离皮瓣：当蒂部较短时，可用于老年人手背和前臂背侧缺损；老年人不建议带蒂皮瓣（有肩关节僵硬的风险）

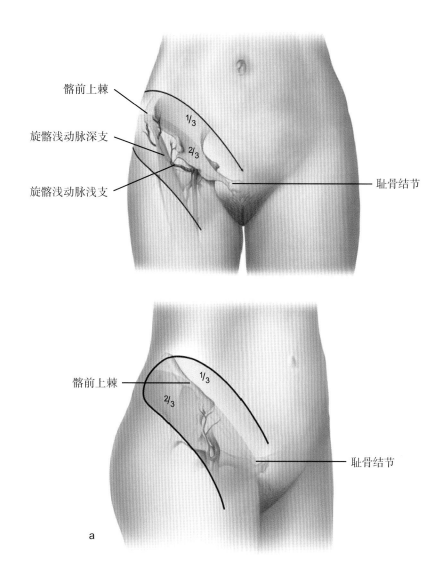

髂前上棘

旋髂浅动脉深支

旋髂浅动脉浅支

¹/₃

²/₃

耻骨结节

髂前上棘

¹/₃

²/₃

耻骨结节

a

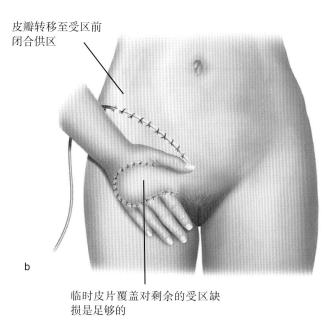

皮瓣转移至受区前
闭合供区

临时皮片覆盖对剩余的受区缺
损是足够的

b

图 51.1 腹股沟皮瓣。a. 保证腹股沟线上 1/3 和下 2/3。血管蒂位于腹股沟韧带下方的深层筋膜。b. 皮瓣转移至受区前
关闭供区，临时皮片覆盖对剩余的受区缺损是足够的。如果可能可将蒂部做成管状。

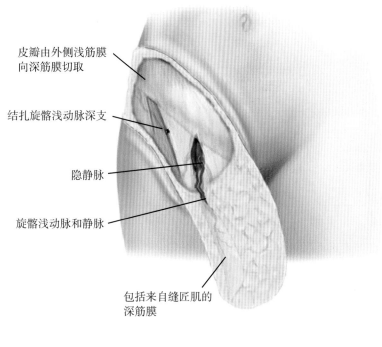

皮瓣由外侧浅筋膜
向深筋膜切取

结扎旋髂浅动脉深支

隐静脉

旋髂浅动脉和静脉

包括来自缝匠肌的
深筋膜

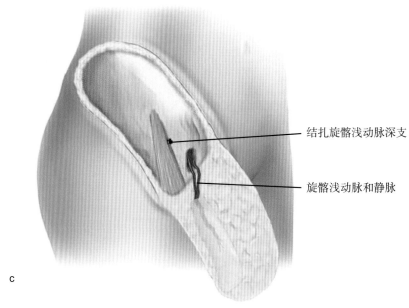

结扎旋髂浅动脉深支

旋髂浅动脉和静脉

c

图 51.1（续） c.游离皮瓣，宜从内侧开始切取。带蒂皮瓣，宜从外侧开始切取。寻找并沿着大隐静脉利于寻找旋髂浅静脉的属支。缝匠肌筋膜需要包含在内，在遇到缝匠肌肌肉前不需要包含深筋膜。

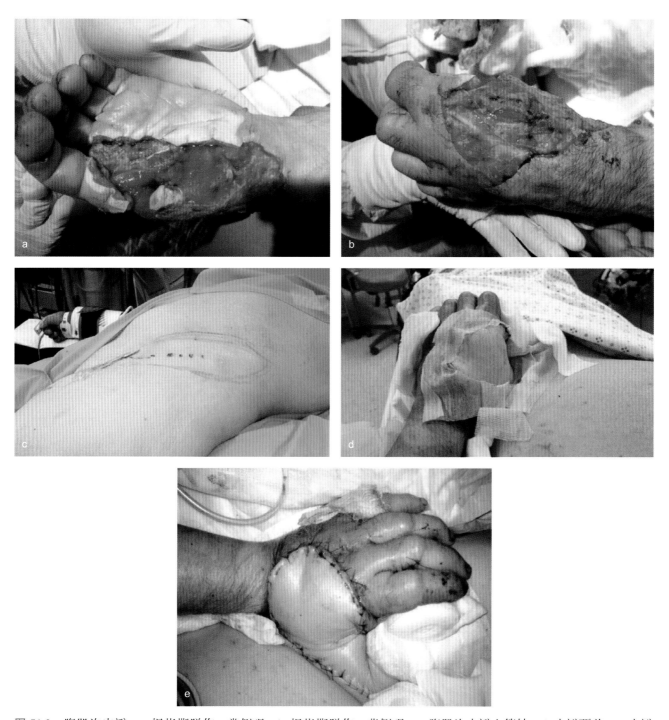

图 51.2 腹股沟皮瓣。a.拇指撕脱伤，掌侧观。b.拇指撕脱伤，背侧观。c.腹股沟皮瓣血管轴。d.皮瓣覆盖。e.皮瓣覆盖，背侧观。

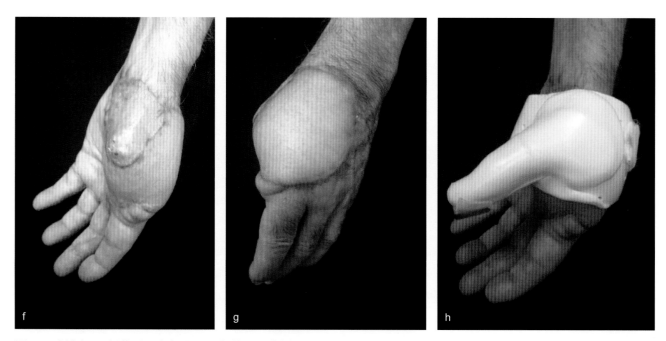

图 51.2（续） f. 断蒂后，掌侧观。g. 断蒂后，背侧观。h. 拇指义肢，对掌支具。

（相大勇　译，郑有卯　审校）

52

股薄肌肌瓣 / 肌皮瓣和神经支配皮瓣

表 52.1　股薄肌肌瓣 / 肌皮瓣和神经支配皮瓣

皮瓣	
组织	肌瓣或肌皮瓣
血管走行	在进入肌肉外侧后走行于肌肉远端下方
面积	4~6 cm × 20~25 cm（肌肉）；6~8 cm × 10~12 cm（皮岛）
扩展和组合	—
解剖	
神经血管蒂	—
动脉	旋股内侧动脉终末支
静脉	旋股内侧动脉伴行支
长度和旋转弧	6~7 cm
直径	动脉，1.2~1.8 mm；静脉，1.5~2.5 mm
神经	闭孔神经前运动支
手术技术	
术前检查和标记	耻骨结节至股骨内侧髁画线；大收肌突出部位标记股薄肌的上缘
患者体位	仰卧位，屈髋，屈膝，腿外展
切取	平行于术前画线，于其下 2 cm 切开；注意保护大隐静脉（切口前方）；切开筋膜；确认股薄肌；向远端分离肌肉；结扎小分支；向头侧切取；向近端牵开长收肌；耻骨结节下 6~12 cm 暴露蒂部；保护大收肌表面的内侧皮神经；结扎小分支；分离肌肉上方；检查血运后切取皮瓣进行移植 注意：皮岛位于近端部分的中间；直接切到筋膜；切取时包含阔筋膜；确认肌肉并按上述步骤完成
优点	
血管蒂	短但可靠；如果分离到最大长度，血管是足够的
皮瓣大小和形状	长而平的肌肉，具有合适的横截面积，可作为功能性肌肉移植
联合	皮岛
供区	供区损伤小，瘢痕隐蔽
缺点	
皮瓣	不可设计远端皮岛
要点与失误防范	
切取	不要混淆股薄肌与缝匠肌；皮岛切取不要太靠前；股薄肌总是比预期更靠远端；良好的肌肉移位利于功能重建
扩展和组合	—
修整和矫形	很少需要；有时需要对臃肿皮岛进行处理
临床适应证	覆盖长而窄的缺损；对肌群缺损进行功能性肌肉移植

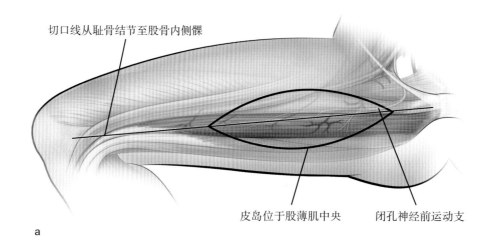

切口线从耻骨结节至股骨内侧髁

皮岛位于股薄肌中央

闭孔神经前运动支

a

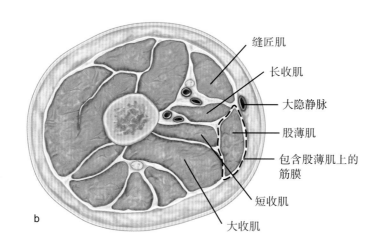

缝匠肌

长收肌

大隐静脉

股薄肌

包含股薄肌上的筋膜

短收肌

大收肌

b

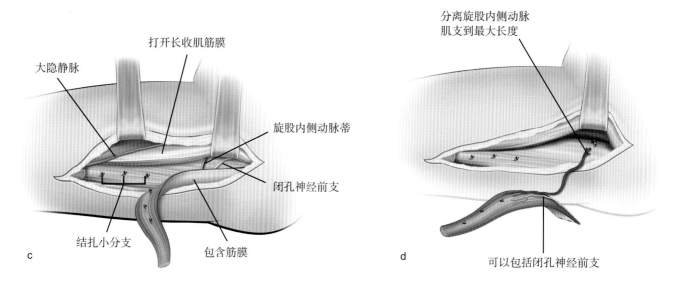

大隐静脉

打开长收肌筋膜

旋股内侧动脉蒂

闭孔神经前支

结扎小分支

包含筋膜

c

分离旋股内侧动脉肌支到最大长度

可以包括闭孔神经前支

d

图 52.1 股薄肌肌瓣 / 肌皮瓣和神经支配皮瓣。a. 皮瓣轮廓。b. 断层解剖。c. 蒂部识别。d. 皮瓣蒂部的分离。

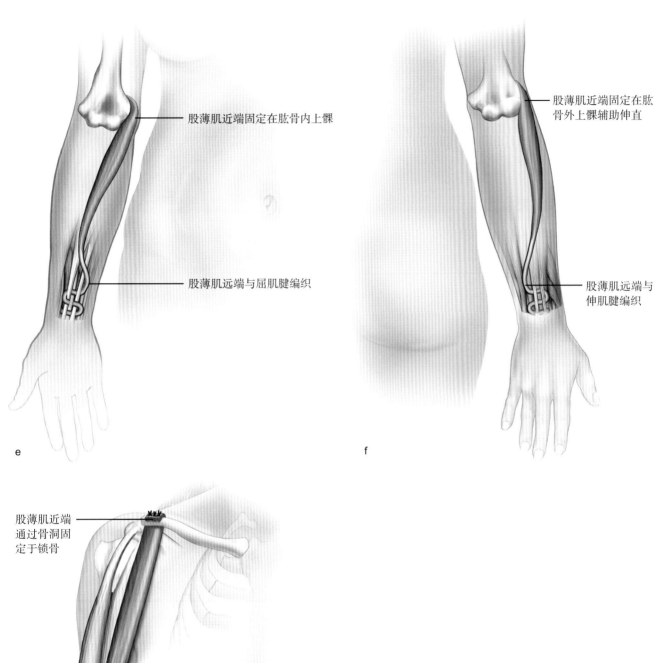

股薄肌近端固定在肱骨内上髁

股薄肌远端与屈肌腱编织

e

股薄肌近端固定在肱骨外上髁辅助伸直

股薄肌远端与伸肌腱编织

f

股薄肌近端通过骨洞固定于锁骨

股薄肌远端与肱二头肌腱鱼嘴状编织

g

图 52.1（续） e、f.使用神经支配股薄肌功能肌肉重建屈曲（e）和伸直（f）。g.使用股薄肌重建屈肘。

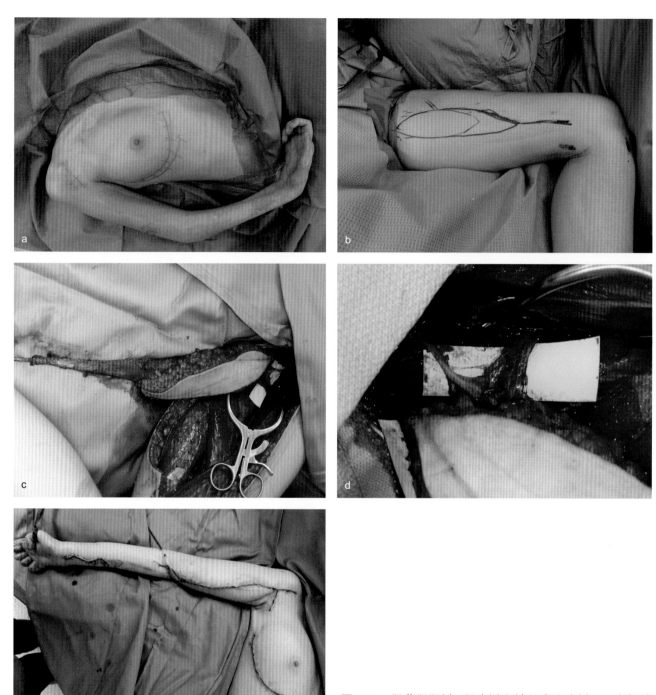

图 52.2 股薄肌肌瓣/肌皮瓣和神经支配皮瓣。a. 右侧臂丛损伤。b. 神经支配股薄肌体表画线。c. 筋膜完整肌肉及皮岛。d. 闭孔神经与血管蒂之间的关系。e. 缝合伤口。

（田林 译，相大勇 审校）

53
腓骨皮瓣

表 53.1　腓骨皮瓣

皮瓣	
组织	骨骼和皮岛；骨骼、皮肤和肌肉皮瓣
血管走行	腓骨后方，经由或向姆长屈肌下方走行
面积	骨长度 ≤ 26 cm；皮岛 8 cm × 15 cm
扩展和组合	可以包含部分比目鱼肌
解剖	
神经血管蒂	—
动脉	腓动脉
静脉	腓静脉
长度和旋转弧	2~4 cm
直径	动脉，1.5~2.5 mm；静脉，2~4 mm
神经	—
手术技术	
术前检查和标记	腓骨肌腱后方从腓骨小头至外踝连线，中点位于腓骨小头下方 15~17 cm；确定皮肤穿支
患者体位	仰卧，大腿缚止血带
切取	两种皮瓣都适合外侧入路；在设计的皮岛前方切开小腿筋膜至腓骨肌肉；筋膜下向后游离至后侧肌间隔；沿皮岛后缘切开；筋膜下向后游离比目鱼肌至后侧肌间隔；沿肌间隔找到腓骨；进一步向前剥离与腓骨相连的前肌间隔，后侧朝向姆长屈肌剥离；分离血管蒂（可保留部分姆长屈肌肌袖）；远端截骨（腓骨周围安放拉钩保护血管）；腓骨的远端部分用钳子向头侧牵拉；切开小腿骨间膜；暴露腓血管；近端截骨；向近端血管起始处进一步游离血管蒂；松开止血带观察血运

（续表）

优点	
血管蒂	可靠，血管口径大；供区可耐受血管缺失的影响
皮瓣大小和形状	皮岛位置灵活；许多缺损可以通过联合骨肌瓣修复；腓骨可以替代桡骨、尺骨和肱骨
组合	联合比目鱼肌肌瓣可以填充大的缺损
供区	尽管有轻度旋转不稳定，但如果仅切取骨瓣对供区的影响是比较小的
缺点	
供区并发症	供区瘢痕明显；腓神经或踇长屈肌运动支有损伤的风险；腓骨肌腱外露可能
切取	切取技术难度高；蒂部短
皮瓣	皮岛对于复杂软组织缺损的情况可能面积不足
要点与失误防范	
切取	不要混淆胫后动脉与腓动脉；留肌袖 (1~2 mm) 保证骨骼的灌注；远近端各保留 6 cm 保证稳定性；儿童远端需要保留 10 cm
扩展和组合	当包含比目鱼肌肌瓣的时候，确认保留肌肉支以免肌肉坏死
修整和矫形	很少需要
临床适应证	腕、前臂、肱骨和肩（关节融合术）复杂节段性缺损

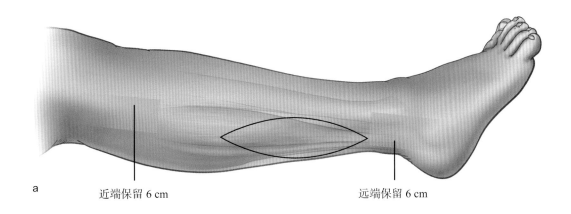

近端保留 6 cm　　　　　　　　　　　　远端保留 6 cm

a

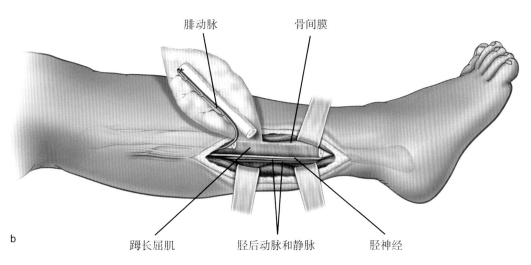

腓动脉　　　　骨间膜

蹈长屈肌　　　胫后动脉和静脉　　　胫神经

b

图 53.1　腓骨皮瓣。a. 定位穿支血管上的皮岛。保留腓骨近端和远端 6 cm 以减少供区并发症。术前多普勒超声检查定位穿支血管。b. 不要混淆腓血管和胫后血管。结扎远端血管蒂。远端截骨后向头部解剖。

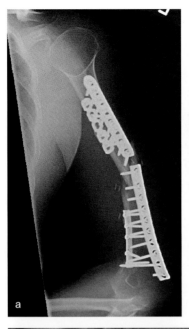
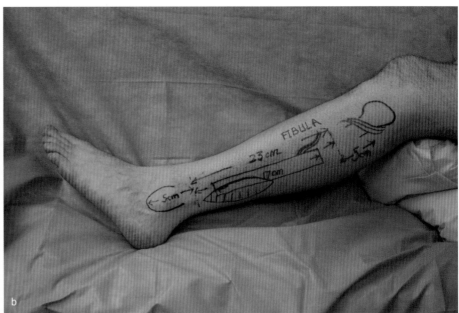
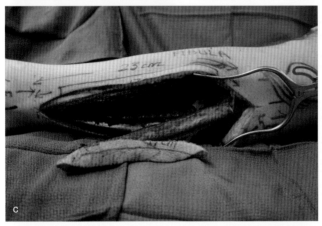
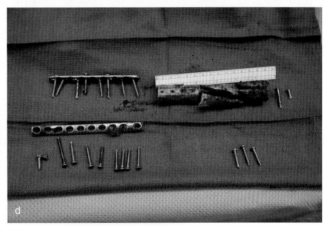
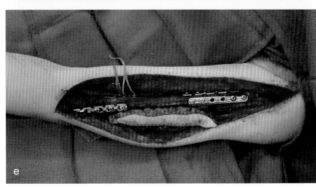
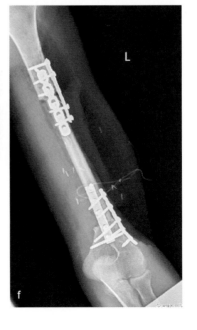

图 53.2 腓骨皮瓣。a. X 线提示多次翻修重建，异体骨植入失败。b. 设计腓骨皮瓣。c. 腓骨皮瓣以腓血管为蒂切取。d. 清理内植物和异体骨。e. 腓骨皮瓣植入、切开复位内固定和血管吻合后。f. X 线提示骨愈合后良好嵌入。

（相大勇　译，张净宇　审校）

54

其他带血管蒂游离骨移植

表 54.1 膝内侧动脉皮瓣

皮瓣	
组织	膝内侧动脉为蒂；收肌管内股动脉来源的降支；变异包括向股骨内侧髁后侧走行的膝上动脉；皮瓣可以由隐动脉穿支或者膝内侧动脉穿支供养
血管走行	—
面积	—
扩展和组合	—
解剖	
神经血管蒂	—
动脉	—
静脉	—
长度和旋转弧	—
直径	—
神经	—
手术技术	
术前检查和标记	—
患者体位	—
切取	—
优点	
血管蒂	—
皮瓣大小和形状	带小血管的骨移植的通用来源；可以是只带骨膜，结构性骨瓣，骨皮瓣，或者骨肌瓣；可以长蒂；可以包含肌肉；可以从膝关节非负重髁部取软骨代替关节面缺损（如替代舟骨近极）
组合	—
组织	—
切取	—
供区	—
更多选择	—

（续表）

缺点	
皮瓣大小	—
供区并发症	—
切取	—
皮瓣	—
血管蒂	—

要点与失误防范	
切取	缚止血带，按照从远端向近端的顺序切取；骨膜血管和合适的含血管髁部位于膝关节远端下方象限；在股骨内侧髁中部纵行切开；切开皮肤和股内侧肌斜筋膜；切开筋膜将股内侧肌向前牵开；在股骨髁部确定骨膜穿支（筋膜的浅层血管可能与膝内侧动脉混淆，但它没有骨膜穿支）；从远向近沿长收肌寻找血管；膝内侧动脉和静脉起源于股动脉和静脉；大腿后侧隐动脉穿支皮瓣可以作为骨皮瓣的选择
扩展和组合	—
修整和矫形	—
临床适应证	使用电刀切开骨周围骨膜，保证保留骨膜在髁部骨皮质表面；使用摆锯或骨刀取骨瓣；从髁部撬起骨瓣，保证股骨表面的骨膜袖完整；向近端游离到预期的蒂部长度；供区留置引流；骨水泥或者异体骨放入股骨髁部取骨后的缺损

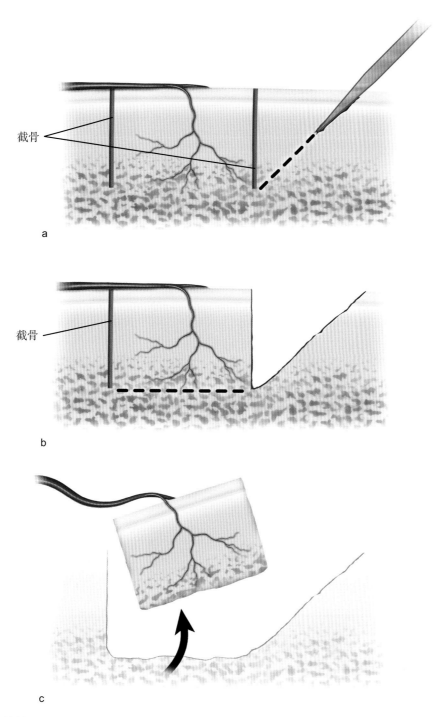

截骨

截骨

a

b

c

图 54.1　其他带血管蒂游离骨移植。a. 骨刀截除楔形骨块。b. 截骨可以包括骨松质。c. 截下骨块。

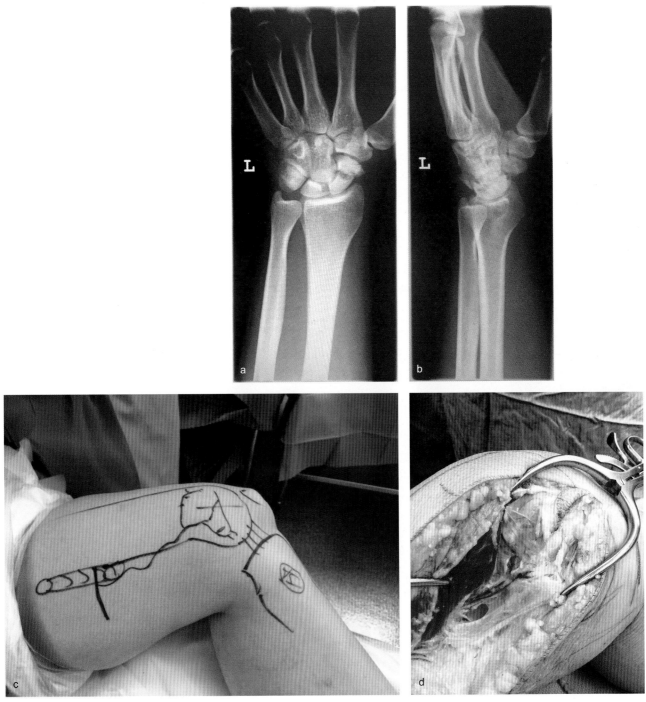

图 54.2   a、b. 后前位（a）和侧位（b）片显示长期舟骨不愈合，证实不带血管蒂的骨移植手术失败。c. 标记要切取的
带血管蒂的股骨内侧髁移植物。d. 膝内侧动脉及伴行静脉。

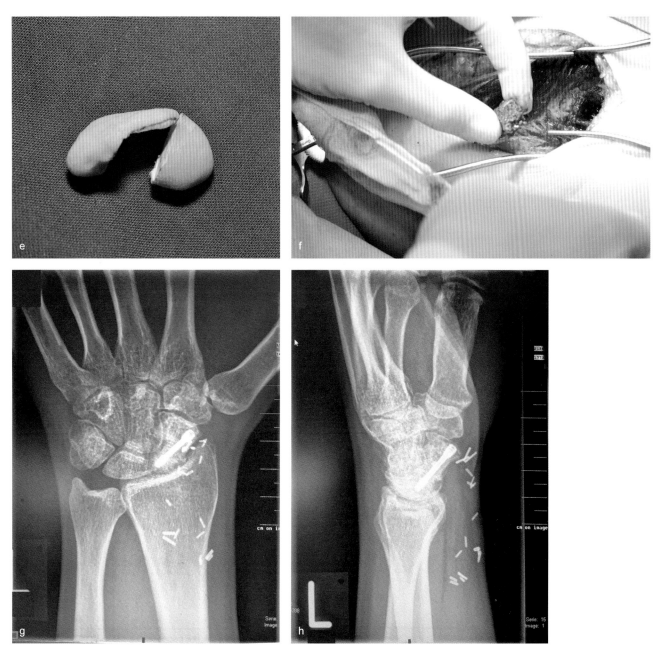

图 54.2（续） e. 基于 CT 的三维打印模型。在手外科，首次将该模型作为带血管蒂的股骨内侧髁移植物原位成形的模型。f. 切取股骨内髁。g、h. 后前位（g）和侧位（h）带血管蒂的股骨内髁骨移植无头加压螺钉固定舟骨重建术后 2 年观。

（相大勇　译，郑有卯　审校）

55
肌腱转位

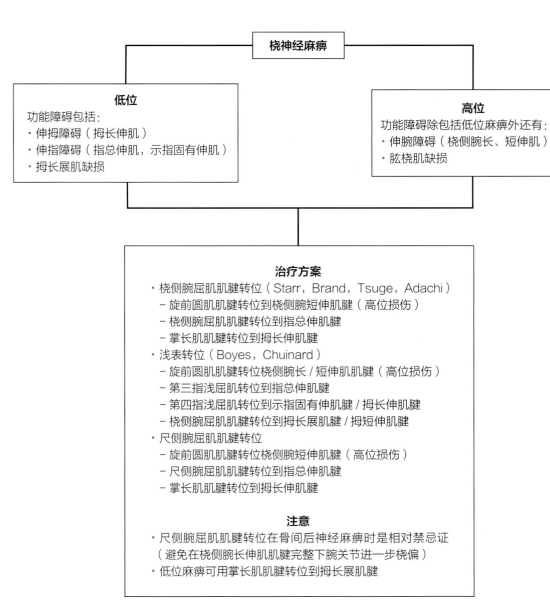

桡神经麻痹

低位

功能障碍包括：
· 伸拇障碍（拇长伸肌）
· 伸指障碍（指总伸肌，示指固有伸肌）
· 拇长展肌缺损

高位

功能障碍除包括低位麻痹外还有：
· 伸腕障碍（桡侧腕长、短伸肌）
· 肱桡肌缺损

治疗方案
· 桡侧腕屈肌肌腱转位（Starr，Brand，Tsuge，Adachi）
  – 旋前圆肌肌腱转位到桡侧腕短伸肌腱（高位损伤）
  – 桡侧腕屈肌肌腱转位到指总伸肌腱
  – 掌长肌肌腱转位到拇长伸肌腱
· 浅表转位（Boyes，Chuinard）
  – 旋前圆肌肌腱转位桡侧腕长／短伸肌肌腱（高位损伤）
  – 第三指浅屈肌转位到指总伸肌腱
  – 第四指浅屈肌转位到示指固有伸肌腱／拇长伸肌腱
  – 桡侧腕屈肌肌腱转位到拇长展肌腱／拇短伸肌腱
· 尺侧腕屈肌肌腱转位
  – 旋前圆肌肌腱转位桡侧腕短伸肌腱（高位损伤）
  – 尺侧腕屈肌肌腱转位到指总伸肌腱
  – 掌长肌肌腱转位到拇长伸肌腱

注意
· 尺侧腕屈肌肌腱转位在骨间后神经麻痹时是相对禁忌证
  （避免在桡侧腕长伸肌肌腱完整下腕关节进一步桡偏）
· 低位麻痹可用掌长肌肌腱转位到拇长展肌腱

流程图 55.1

正中神经麻痹

低位（骨间前神经起始点远端）
功能障碍包含：
· 拇指对掌（拇对掌肌）
· 拇指外展（拇短展肌）
· 拇指屈曲（拇长屈肌和拇短屈肌浅头）

高位（骨间前神经起始点近端）
除包含低位麻痹外还有：
· 所有指浅屈肌和掌长肌缺损
　- 限制对掌功能重建
· 示指和中指指深屈肌腱缺损
· 旋前圆肌缺损

治疗方案
· 对掌功能重建
· 指浅屈肌（Royle-Thompson 或 Bunnell）
· 示指固有伸肌（Burkhalter）
· 小指展肌（Huber）
· 掌长肌（Camitz）
· 其他（尺侧腕伸肌、桡侧腕长伸肌、小指伸肌、拇长屈肌、拇长伸肌）

治疗方案
· 对掌功能重建
· 拇长伸肌
· 示指固有伸肌
· 小指伸肌
· 示指屈曲
· 桡侧腕长伸肌转位至示指深屈肌腱
· 示指和中指指深屈肌转位至环/小指指深屈肌（侧侧缝合）
· 拇指屈曲
· 肱桡肌转位至拇长屈肌

警告
感觉在整个手功能中非常重要，在感觉差的手上
进行转位会导致差的功能

流程图 55.2

尺神经麻痹

低位（尺侧腕屈肌及环 / 小指指深屈肌肌支以远）
临床表现：
- 拇指捏持力弱
- 丧失正常的手指屈曲模式
  - 病态屈曲顺序：远侧指间关节→近侧指间关节→掌指关节
- 手精细动作差、力量弱
- 爪形手畸形

高位（尺侧腕屈肌及环 / 小指指深屈肌肌支以近）
除低位麻痹临床表现外还有：
- 环 / 小指远指间关节主动屈曲弱（环 / 小指指深屈肌）
- 腕关节屈曲弱（尺侧腕屈肌）
- 爪形手畸形不严重

治疗方案，高位
- 和低位麻痹相似，处理爪形手畸形，恢复拇指内收，恢复掌骨横弓，纠正小指外展畸形
- 力弱的指深屈肌应避免作为供体肌腱

恢复环指和小指屈曲
- Brand 主张和低位麻痹治疗相似，因为缺少尺侧腕屈肌和环 / 小指指深屈肌被认为无关紧要
- Anderson 主张在处理手内在肌之前恢复手外肌屈曲功能
- 可以考虑将小指和环指指深屈肌腱缝合到中指指深屈肌腱

治疗方案，低位

	静态稳定预防掌指关节过伸	示指固有伸肌和小指伸肌转位
爪形手	Zancolli 技术	Riordan
	Riordan 静态腱固定	Anderson
	Parkes 静态腱固定	**腕屈 / 伸肌和肱桡肌转位**
	Fowler 腕腱固定	桡侧腕长 / 短伸肌背侧转位（Burkhalter，Strait）
	Fasciodermadesis 或骨阻挡（很少应用）	桡侧腕长伸肌屈曲转位（Brand）
	动态技术（肌腱转位）	桡侧腕屈肌肌腱转位（Riordan）
	指浅屈肌腱转位	掌长肌腱分四股转位
	Stiles 和 Forrester-Brown	
	Bunnell	
	Littler	
	Burkhalter	
	Shah	
拇内收重建	桡侧腕短伸肌（Smith，Omer）	
	环指指浅屈肌腱（Edgerton 和 Brand）	
	示指固有伸肌腱（Brown）	
	联合示指固有伸肌腱 / 小指伸指肌腱	
	其他供体：肱桡肌、尺侧腕伸肌、桡侧腕长伸肌	
示指外展（转位到第一骨间背侧肌）	示指固有伸肌转位	
	掌长肌转位	
	拇短伸肌转位（Bruner）	
掌骨横弓重建	Bunnell T 术式（指浅屈肌腱通过肌腱移植转位到拇指掌指关节和小指掌骨颈）	
	小指伸肌转位（Ranney）	
	改良桡侧腕伸肌屈曲转位（Palande）	
小指外展畸形矫正	小指伸肌劈开转位	
	腱联合部分和环指指总伸肌腱内侧转位	

流程图 55.3

（相大勇　译，郑有卯　审校）

第 6 部分

康复方案
Rehabilitation Protocols

56
屈肌腱修复

基本原则

- 推荐的早期主动运动康复方案至少要求 4 束中心缝合法
- 康复治疗 6 周内，8 束可能比 4 束抗拉力更强
- 虽然 3-0 缝线强于 4-0 缝线，但缝线粗细的选择由肌腱周径大小决定
- 非锁定周边缝合可提高强度，减少滑动阻力
- 相比于握圈（握持套圈），锁圈（锁定套圈）的时间零拉伸强度更大

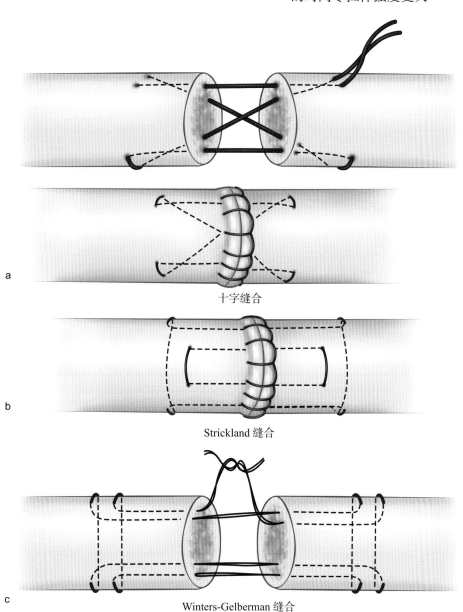

十字缝合

Strickland 缝合

Winters-Gelberman 缝合

图 56.1 常用缝合技术。a. 十字缝合法。b. Strickland 缝合法。c. Winters-Gelberman 缝合法。

（郑有卯　译，刘波　审校）

57
中指屈肌腱修复

评估
- 术后第 3 天查看患者

病史
- 损伤日期
- 手术日期
- 损伤机制
- 修复的肌腱
- 肌腱分区
- 肌腱情况
- 滑车情况
- 指神经情况

体格检查
- 水肿
- 切口情况

测量
- 疼痛评分
- 被动关节活动度测量
- 两点辨别觉

表 57.1 屈肌腱动员：早期被动活动

	预防措施	矫正方法	康复锻炼	其他治疗
第 1~2 周 （治疗 2~3 次 / 周）	夹板 24 小时固定 腕或手指伸直不超过夹板固定范围 手制动 无抵抗活动	背侧保护性支具 腕关节 20° 屈曲 掌指关节 50°~70° 屈曲 指间关节全伸直（如果指神经有修复，询问医生神经吻合的张力） 非锻炼时指间关节伸直制动（参考治疗师和医生建议）	按下列顺序进行： 改良 Duran 锻炼，2 次 / 天，每次重复 5 下 被动屈曲训练，5 次 / 天，重复 10 下 主动背伸训练 背侧保护性支具，掌指关节保持最大屈曲 治疗时用夹板固定腕关节肌腱（Duran）	**瘢痕治疗** 当伤口拆线愈合后开始瘢痕按摩 伤口愈合后使用硅胶 **水肿控制** 抬高患肢 Coban（自粘胶布包裹） 向心性按摩
第 3 周	在家腕关节腱固定	停止使用支具 在家腕关节腱固定 开始腕关节中立位时手指最大伸直活动 开始肌腱滑动 开始无阻力情况下轻度用力	继续现康复方案 继续支具固定，增加伸直幅度至伸直位	继续现治疗方案
第 4 周	开始阻挡训练 开始指浅屈肌腱滑动 增加轻度抵抗	继续现方案不变	停止使用支具 在家腕关节腱固定 开始腕关节中立位时手指伸直活动 开始肌腱滑动 开始无阻力情况下轻度用力	继续现治疗方案

（续表）

	预防措施	矫正方法	康复锻炼	其他治疗
第5周	逐渐增加抵抗力	开始阻挡训练 开始指浅屈肌腱滑动 增加轻度抵抗	继续现方案不变	停止使用支具 开始全幅度手指伸直活动，腕关节处于中立位 开始肌腱滑动 开始在家腕关节肌腱固定 开始无阻力情况下轻度用力
第6周	较大抵抗力训练	逐渐增加抵抗力	开始阻挡训练 开始指浅屈肌腱滑动 增加轻度抵抗	继续现治疗方案
第7周	继续	较大抵抗力训练	逐渐增加抵抗力	轻度抵抗力
第8周	继续	继续	较大抵抗力训练	保持较大抵抗力训练，直至第10周

注：引自 Good Shepherd Penn Partners, Philadelphia, Pennsylvania。

表 57.2 屈肌腱动员：早期主动活动

	预防措施	矫正方法	康复锻炼	其他治疗
第1~2周 （治疗2~3次/周）	夹板24小时固定 禁止腕关节和手指同时伸直活动 手制动 无抵抗	背侧保护性支具固定 腕关节中立位 掌指关节50°~70°屈曲 指间关节全伸直（如果指神经有修复，询问医生神经吻合的张力） 非锻炼时指间关节伸直制动（参考治疗师和医生建议）	控制水肿 主动活动前测量活动度 逆向按摩 加压 抬高患肢 按以下顺序进行： 改良 Duran 训练，2次/天，每次重复5下 被动复合屈曲训练，5次/天，重复10下 放置－保持屈曲训练，5次/天，重复3~5下，坚持3~5秒 在患者可忍受的情况下逐渐增加主动屈曲，不要猛烈屈曲肌腱而产生运动 背侧保护性支具，掌指关节保持最大屈曲 理疗时去除支具，腕关节腱固定（Duran）	瘢痕治疗 当伤口拆线愈合后开始瘢痕按摩 伤口愈合后使用硅胶 水肿控制 抬高患肢 Coban（自粘胶布包裹） 向心性按摩
第3周		停止使用支具 在家腕关节腱固定 开始腕关节中立位时手指最大伸直活动 开始肌腱滑动 开始无阻力下轻度用力	继续现治疗方案	继续现治疗方案

（续表）

	预防措施	矫正方法	康复锻炼	其他治疗
第 4 周	开始阻挡训练 开始指浅屈肌腱滑动 增加轻度抵抗	继续现方案不变	停止使用支具 在家腕关节腱固定 腕关节中立位时手指伸 　直活动 开始肌腱滑动 开始无阻力时轻度用力	继续现治疗方案
第 5 周	逐渐增加抵抗力	开始阻挡训练 开始指浅屈肌腱滑动 开始轻度抗阻力训练	继续现方案不变	停止使用支具 腕关节中立位时手指全 　幅度主动活动 开始肌腱滑动 开始在家腕关节腱固定 开始无阻力下轻度用力
第 6 周	较大抵抗力训练	逐渐增加抵抗力	开始轻度抵抗	继续现治疗方案
第 7 周	继续	较大抵抗力训练	逐渐增加抵抗力	轻度抵抗力
第 8 周	继续	继续	较大抵抗力训练	保持较大抵抗力训练， 　直至第 10 周

注：引自 Good Shepherd Penn Partners, Philadelphia, Pennsylvania。

参考文献

[1] Bainbridge LC, Robertson C, Gillies D, Elliot D. A comparison of post-operative mobilization of flexor tendon repairs with "passive flexion-active extension" and "controlled active motion" techniques. J Hand Surg Br 1994;19:517–521

[2] Evans RB, Thompson DE. The application of force to the healing tendon. J Hand Ther 1993;6:266–284

[3] Hatanaka H, Kojima T, Mizoguchi T, Ueshin Y. Aggressive active mobilization following zone II flexor tendon repair using a two-strand heavy-gauge locking loop technique. J Orthop Sci 2002;7:457–461

[4] Kitsis CK, Wade PJ, Krikler SJ, Parsons NK, Nicholls KD. Controlled active motion following primary tendon repair: a prospective study over 9 years. J Hand Surg Br 1998;23:344–349

[5] May EJ, Silfverskiöld KL, Sollerman CJ. Controlled mobilization after flexor tendon repair in zone II: a prospective comparison of three methods. J Hand Surg Am 1992;17:942–952

[6] Riaz M, Hill C, Khan K, Small JO. Long term outcome of early active mobilization following flexor tendon repair in zone II. J Hand Surg Br 1999;24:157–160

[7] Silfverskiöld KL, May EJ. Flexor tendon repair in zone II with a new suture technique and an early mobilization program combining passive and active flexion. J Hand Surg Am 1994;19:53–60

[8] Stewart Pettengil K, van Strien G. Postoperative management of flexor tendon injuries. In: Hunter J, Mackin EJ, Callahan AD, Skirven TM, Schneider LH, Osterman AL, eds. Rehabilitation of the Hand and Upper Extremity. 5th ed. St Louis, MO: Mosby; 2002:431–456

[9] Wang AW, Gupta A. Early motion after flexor tendon surgery. Hand Clin 1996;12:43–54

（郑有卯　译，刘波　审校）

58
伸肌腱修复：Ⅲ区

钮扣畸形（boutonnière's deformity）是由近指间关节处伸肌腱装置的中央腱束断裂引起的。中央腱束的断裂导致骨间肌和蚓状肌从中央腱束到侧腱束的拉力改变，随着时间推移导致侧腱束向掌侧移位，如果不治疗最终导致挛缩畸形。侧腱束的掌侧移位将拉伸近指间关节成屈曲位置。另外，斜支持带的继发短缩导致远节指骨的过度背伸。

病史
- 受伤日期
- 受伤机制

体格检查
- 水肿
- 切口情况

测量
- 疼痛水平
- 近指间关节伸直迟滞
- 远指间关节屈曲：主动关节活动度或挛缩
- 水肿（周径法）

表 58.1 　伸肌腱Ⅲ区

	预防措施	治疗频次	矫正方法	康复训练
第1~5周	不屈曲近指间关节 支具24小时固定	1次/周 检查： 支具位置 皮肤完整性 活动情况	基于手指的支具 近指间关节完全伸直位 远指间关节和掌指关节自由活动 如果伴外侧束撕裂，支具固定包含远指间关节，呈完全伸直位	远指间关节屈曲和伸直（主/被动关节活动）：10次/小时 全幅度活动掌指关节
第6周	如果允许关节活动时，出现明显伸直迟滞：停止所有近指间关节活动 支具24小时固定再加2周 患者6周后开始恢复练习，并按计划进行	1~3次/周 监测运动 调整计划	除了练习外，继续支具固定	采用轻柔的近指间关节屈曲练习，同时保持屈曲后近指间关节完全伸直的能力（目标：近指间关节屈曲30°）继续远指间关节和掌指关节活动练习
第7周	如果允许关节活动时出现明显伸直迟滞：停止所有近指间关节活动 支具24小时固定再加2周 患者6周后开始恢复练习，并按计划进行	1~3次/周 监测运动 调整计划	随着近指间关节屈曲增加和伸直维持，支具固定逐渐减少 继续支具固定	在保持完全伸直的同时继续增加近指间关节屈曲（目标：50°）逐渐增加轻度使用和力量训练

（续表）

	预防措施	治疗频次	矫正方法	康复训练
第 8~11 周	如果允许关节活动时出现明显伸直迟滞： 停止所有近指间关节活动 支具 24 小时固定再加 2 周 患者 6 周后开始恢复练习，并按计划进行	1~3 次 / 周 监测运动 监测力量 调整计划	只要保持近指间关节完全伸直，白天支具固定即可停止 在白天停止支具后，晚上支具固定持续 4 周	继续增加近指间关节屈曲同时保持最大伸直位置（目标：可完全握拳） 根据需要逐渐增加重阻力时手的使用
第 12 周	如果允许关节活动时出现明显伸直迟滞： 停止所有近指间关节活动 支具 24 小时固定再加 2 周 患者 6 周后开始恢复练习，并按计划进行	计划出院，除非医生认为需要继续加强练习以便重返工作 可考虑： 如果需要更多力量以重返工作，建议可在工作中强化 工作地点评估		

注：引自 Good Shepherd Penn Partners, Philadelphia, Pennsylvania。

参考文献

[1] Coons MS, Green SM. Boutonniere deformity. Hand Clin 2005;11:387–402

[2] Doyle JR. Extensor tendons: acute injuries. In: Green DP, ed. Operative Hand Surgery. 2nd ed. New York, NY: Churchill Livingstone; 1988:1925–1955

[3] Evans R. Clinical management of extensor tendon injuries. In: Hunter J, Mackin EJ, Callahan AD, Skirven TM, Schneider LH, Osterman AL, eds. Rehabilitation of the Hand and Upper Extremity. 5th ed. St Louis, MO: Mosby; 2002:542–575

[4] Purcell T, Eadie PA, Murugan S, O'Donnell M, Lawless M. Static splinting of extensor tendon repairs. J Hand Surg Br 2000;25:180–182

（郑有卯　译，张文龙　审校）

59
伸肌腱修复：Ⅳ~Ⅷ区

评估
- 术后第 3 天应该看望患者

病史
- 损伤日期
- 损伤机制
- 手术日期
- 修复的肌腱
- 分区
- 肌腱情况

体格检查
- 切口状况
- 水肿
- 目前固定装置

测量
- 水肿
- 疼痛水平
- 视觉模拟量表
- 关节活动幅度（保护位）
- 结果评价
- 两点辨别觉

表 59.1　早期主动活动

	预防措施	治疗频次	矫正方法	康复练习
第 1~5 天	不屈曲手指 不活动腕关节 24 小时支具固定 无抵抗 禁止被动活动	根据需要每周 1 次 检查支具位置 检查皮肤完整性 检查并调整计划	静态前臂支具固定 腕关节背伸 30° 掌指关节 30° 屈曲 指间关节完全伸直	每小时 5 次 支具保护下完全伸直掌指关节和指间关节
第 6~7 天	不同时屈曲掌指关节和指间关节 不活动腕关节 支具保护下练习 无抵抗 禁止被动活动	根据需要每周 1~2 次 检查支具位置 检查皮肤完整性 检查并调整计划	除了练习外，继续支具固定	继续如前练习 移除支具：保持手腕伸直，开始主动关节活动 指间关节伸直时屈曲 / 伸直掌指关节至 45° 掌指关节伸直时屈曲 / 伸直指间关节
第 2 周	不同时屈曲掌指关节和指间关节 不活动腕关节 支具保护下练习 无抵抗 禁止被动活动	根据需要每周 1~2 次 检查支具位置 检查皮肤完整性 检查并调整计划	除了练习外，继续支具固定	继续如前练习，增加掌指关节屈曲至 60° 增加腕关节主动屈伸练习
第 3 周	无抵抗 禁止被动活动	根据需要每周 1~2 次	除了练习外，继续支具固定	继续如前练习，增加掌指关节全幅度练习 增加主动握拳练习
第 4~6 周	无抵抗	根据需要每周 2~3 次	白天停止支具固定 夜间支具固定直至第 6 周	继续如前练习 增加被动练习 轻度用力 第 6 周增加轻度抵抗
第 7~8 周	根据需要每周 2~3 次 开始准备患者出院回家练习计划 如果需要重返工作，可在工作中强化			在第 8 周增加至较大阻力

注：引自 Good Shepherd Penn Partners, Philadelphia, Pennsylvania。

表 59.2 早期被动练习

	预防措施	矫正方法	康复练习	其他治疗
第 1~2 周 （每周治疗 1~2 次）	24 小时支具固定 不能主动伸直手指 不能使用手	白天使用前臂动态支具腕关节伸直 45° 动态拉弦维持掌指关节在 0°，使用掌侧阻挡支具允许掌指关节屈曲大约 30° 夜间使用掌侧静态支具腕关节背伸 45° 掌指关节和指间关节完全伸直	20 次 / 小时 主动屈曲掌指关节至 30°，被动伸直至 0°	**瘢痕治疗** 伤口拆线愈合后开始瘢痕按摩 伤口愈合后开始使用硅胶 **水肿治疗** 抬高患肢 Coban 绷带包扎 逆向按摩
第 3 周 （每周治疗 2~3 次）	继续动态支具固定 无抵抗	移除掌侧阻挡，白天继续使用动态支具 夜间继续使用掌侧静态支具	使用动态伸直支具提高手指屈曲活动度	继续目前瘢痕治疗方案
第 4~5 周 （每周治疗 2~3 次）	无抵抗伸直 不同时屈曲腕关节和手指 如出现伸直迟滞加重，停止关节活动，重新支具固定	保持伸直状态，逐渐停止支具	手指保持伸直情况下进一步练习至手指完全屈曲 腕关节完全屈曲 逐步开始轻度用力	按需要继续目前瘢痕治疗方案
第 6~7 周 （每周治疗 2~3 次）	伸直时不能用力抵抗	可根据需要使用屈曲支具，以获得最大关节活动度	增加手指和腕关节同时屈曲 增加伸直时轻度抵抗力	按需要继续目前瘢痕治疗方案
第 8~12 周 （每周治疗 2~3 次）	无限制	如有需要继续使用屈曲支具	继续增加手指和腕关节屈曲 增加较大抵抗力	按需要继续目前瘢痕治疗方案

注：引自 Good Shepherd Penn Partners, Philadelphia, Pennsylvania。

表 59.3 即时控制主动运动（ICAM）

	预防措施	矫正方法	康复练习	其他治疗
阶段 I： 第 0~21 天	腕部和手部 24 小时支具固定 避免剧烈活动 避免力量训练 在支具范围内主动活动	腕部 / 手部支具（WHO）固定在腕背伸位 20°~25° 相对运动矫形器（RMO）保持手指相对伸直位 15°~25° 范围活动	支具范围内手指关节主动活动 目标：在支具范围内达到手指关节最大主动活动度	水肿治疗 疼痛治疗 伤口和瘢痕治疗
阶段 II： 第 22~35 天	开始阶段 II 前必须在腕手部支具范围内最大幅度主动活动 中度至激烈活动必须使用支具 见支具停止使用时间表	必须全天戴 RMO 只有当患者恢复腕关节活动度时，才可停用 WHO 进行轻度活动 睡眠和中度至激烈运动时必须佩戴这两种支具	手指在 RMO 下有限主动活动 在腕关节主动活动肌腱松解模式下可去除腕部组件 如果没有伸直迟滞加重，开始反向肌腱粘连松解活动	水肿治疗 疼痛治疗 伤口和瘢痕治疗

（续表）

	预防措施	矫正方法	康复练习	其他治疗
阶段Ⅲ： 第36~49天	避免剧烈活动	拆除 WHO 除了练习时，继续使用 RMO 或 Buddy 绷带包扎 一旦获得正常腕关节和手指活动度即可拆除 RMO	无支具矫正下主动活动 可考虑：肌腱滑动练习，手指伸直，指总伸肌腱滑动，手指外展 / 内收，精细运动协调 轻到中度功能性工作	必要时： 水肿治疗 疼痛治疗 伤口和瘢痕治疗
阶段Ⅳ： 第4个月	无限制	去除支具	必要时康复练习	

注：引自 Good Shepherd Penn Partners, Philadelphia, Pennsylvania。

表 59.4　固定

	预防措施	矫正方法	康复练习	其他方法
第1~4周 每周治疗 1 次	禁止关节活动 支具 24 小时固定	前臂支具固定： 腕关节 30°~45° 被伸位，掌指关节 0°~20° 屈曲位，指间关节完全伸直位 假如仅有食指伸肌腱或小指伸肌腱断裂，支具仅固定受伤手指 如果修复位于肌腱联合以远处，需固定邻近掌指关节 30° 屈曲位	不需练习	**瘢痕治疗** 伤口拆线，愈合后开始瘢痕治疗 伤口愈合后开始使用硅胶 水肿治疗 抬高患肢 Coban 绷带包扎 逆向按摩
第4~6周 （每周治疗 2~3 次）	无抵抗 禁止同时屈曲腕关节和手指 如有欠伸加重，停止关节活动，继续支具固定	术后 4 周逐渐拆除支具 保持完全伸直	保持手指伸直时进一步练习达到手指屈曲正常 进一步练习腕关节达到正常活动度 逐步开始轻度抵抗力活动	继续目前瘢痕治疗方案
第4~5周 （每周治疗 2~3 次）	伸肌腱避免激烈活动	完全拆除伸直支具 如需达到正常活动度可开始屈曲支具固定	增加同时屈曲腕关节和手指 增加轻度抵抗力伸直活动	按需要继续目前瘢痕治疗方案
第6~7周 （每周治疗 2~3 次）	伸肌腱避免激烈活动	完全拆除伸直支具 如需达到正常活动度可开始屈曲支具固定	增加同时屈曲腕关节和手指 增加轻度抵抗力伸直活动	按需要继续目前瘢痕治疗方案
第8~12周 （每周治疗 2~3 次）	无限制	如有必要继续使用屈曲支具	继续增加腕部和手部屈曲 增加用力抵抗	按需要继续目前瘢痕治疗方案

注：引自 Good Shepherd Penn Partners, Philadelphia, Pennsylvania。

参考文献

[1] Chester DL, Beale S, Beveridge L, Nancarrow DJ, Titley OG. A prospective, controlled, randomized trial comparing early active extension with passive extension using a dynamic splint in the rehabilitation of repaired extensor tendons. J Hand Surg Br 2002;27:283–288

[2] Evans R. Clinical application of controlled stress to the healing extensor tendon: A review of 112 cases. Phys Ther 1989;69(12):1041–1049

[3] Evans R. Clinical management of extensor tendon injuries. In: Hunter J, Mackin EJ, Callahan AD, Skirven TM, Schneider LH, Osterman AL, eds. Rehabilitation of the Hand and Upper Extremity. 5th ed. St Louis, MO: Mosby; 2002: 542–575

[4] Ip WY, Chow SP. Results of dynamic splintage following extensor tendon repair. J Hand Surg Br 1997;22:283–287

[5] Howell JW, Merritt WH, Robinson SJ. Immediate controlled active motion following zone 4–7 extensor tendon repair. J Hand Ther 2005;18:182–190

（郑有卯　译，张净宇　审校）

60
手指关节损伤

保守治疗和术后治疗
掌指关节侧副韧带损伤（第二～五指）

掌指关节的侧副韧带支撑关节，特别在抓握和捏持时。这些韧带在关节屈曲时紧张，伸直时松弛，最常因受到过伸或极端侧向力而受伤。桡侧副韧带比尺侧副韧带更脆弱。部分撕裂通常保守治疗，而完全撕裂需外科手术矫正。保守治疗和术后治疗措施基本相似，在此一起讲述。

病史
- 受伤日期
- 受伤机制
- 疼痛
- 功能情况

体格检查
- 掌指关节瘀斑
- 关节畸形
- 关节侧方压痛

测量
- 关节活动度
- 结果评估
- 水肿评估
- 视觉模拟量表
- 感觉
- 疼痛水平

目标
- 掌指关节稳定
- 疼痛减轻
- 指间关节活动预防伸肌装置粘连
- 稳定而可活动的掌指关节
- 避免旋转或成角
- 恢复功能

表 60.1　掌指关节副韧带损伤（第二～五指）：保守治疗和术后治疗

	预防措施	矫正方法	康复练习	其他治疗
第 0～3 周	不要有侧方应力 如果示指受伤不要侧捏	24 小时穿戴支具 手部矫正支具：掌指关节屈曲 50°，指间关节自由	3～5 次／天，重复 5～10 次指间关节主动活动	水肿治疗 疼痛治疗 瘢痕治疗 指神经症状监测
第 3 周	避免侧方压力 避免过伸 无力量练习	白天 Buddy 绷带包扎 夜间如上支具固定	3～5 次／天，重复 5～10 次肌腱滑动 手指关节主动伸直活动	水肿治疗 疼痛治疗 瘢痕治疗 指神经症状监测
第 6 周	不用力抵抗及用力捏	关节活动度缺失时用静态渐进式或动态支具固定	被动活动指关节，必要时进行伸展活动 轻度力量训练	水肿治疗 疼痛治疗 瘢痕治疗 指神经症状监测
第 8 周	不限制	胶带或 Buddy 绷带紧密包扎	在可忍受力量下的握捏练习	水肿治疗 疼痛治疗 瘢痕治疗 指神经症状监测

注：引自 Good Shepherd Penn Partners, Philadelphia, Pennsylvania。

近指间关节侧副韧带损伤

近指间关节侧副韧带包括固有侧副韧带和副侧副韧带。主要稳定结构为固有侧副韧带，它屈曲时紧张，伸直时松弛。而副侧副韧带则伸直时紧张，屈曲时松弛。Ⅰ度扭伤时主动和被动活动是稳定的，应力试验可能有疼痛但稳定。Ⅱ度损伤表明至少有一侧的侧副韧带完全撕裂，主动活动稳定，但有 <20° 的侧方成角。Ⅲ度损伤包括至少一侧的侧副韧带以及掌侧或背侧部分结构损伤，在主被动活动时不稳定，通常需要手术矫正。

病史	体格检查	测量	目标
· 受伤日期	· 掌指关节瘀斑	· 关节活动度	· 关节稳定
· 受伤机制	· 关节畸形	· 结果评估	· 疼痛减轻
· 疼痛	· 关节侧方压痛	· 水肿评估	· 指间关节活动预防伸肌腱装置粘连
· 功能情况		· 视觉模拟量表	· 避免旋转或成角
		· 感觉	· 恢复功能
		· 疼痛水平	

表 60.2　近指间关节侧副韧带损伤：保守治疗和术后治疗

	预防措施	矫正方法	康复练习	其他治疗
初期 Ⅰ度损伤：0~10 天 Ⅱ度损伤：2~4 周	固定 避免侧方应力 无抵抗	静态固定 近指间关节屈曲 0°~20°	轻柔主动活动，可忍受下手指屈曲练习	水肿治疗 瘢痕治疗
中期 Ⅲ度损伤：6 周 固定后持续 3~4 周	避免侧方应力 无抵抗 损伤手指不能侧捏	白天： Buddy 绷带包扎，除了桡侧副韧带和小指尺侧副韧带需要支具固定的情况 夜间： 继续支具固定	主动手指屈曲活动	水肿治疗 瘢痕治疗
后期	可忍受下活动	伸直位支具，以再获得任何丢失的运动	屈伸阻挡练习 对于伸直迟滞或者屈曲挛缩，必要时被动活动度练习及支具固定 日常生活中在可忍受范围内进行力量练习	水肿治疗 瘢痕治疗

注：引自 Good Shepherd Penn Partners, Philadelphia, Pennsylvania。

骨折康复方案

病史

- 受伤日期
- 受伤机制
- 疼痛
- 功能情况

体格检查

- 掌指关节瘀斑
- 关节畸形
- 关节侧方压痛

测量

- 关节活动度
- 结果测量
- 水肿测量
- 视觉模拟量表
- 感觉
- 疼痛水平

表 60.3 掌指关节和近指间关节损伤：骨折康复方案

	预防措施	矫正方法	康复练习	其他治疗
第 0~3 周	骨折处不要受力 无力量练习 矫正法	24 小时戴支具 掌指关节骨折：掌指关节 70° 屈曲，指间关节不限制，医生决定固定至前臂还是手部 近指间关节骨折：包括近指间关节和远指间关节，手指固定	3~5 次 / 天，重复 5~10 次 主动活动 伸指肌腱滑动 手指屈曲 肌腱滑动	水肿治疗 瘢痕治疗 疼痛治疗 活动改变 指神经症状监测
第 4~6 周	无力量练习	每个医生根据骨折愈合的情况减少支具固定时间 用 Buddy 绷带固定近指间关节骨折	3~5 次 / 天，重复 5~10 次 肌腱滑动 手指主动伸直活动	水肿治疗 瘢痕治疗 疼痛治疗 活动改变 指神经症状监测
第 7 周	轻微抗阻力锻炼	医生决定是否不用支具，确定就可拆除支具	必要时被动活动 轻度用力	水肿治疗 瘢痕治疗 疼痛治疗 活动改变 指神经症状监测
第 8 周	无限制		增加至较大抗阻力锻炼	水肿治疗 瘢痕治疗 疼痛治疗 活动改变 指神经症状监测

注：引自 Good Shepherd Penn Partners, Philadelphia, Pennsylvania。

掌板损伤
近指间关节背侧脱位

病史
- 受伤日期
- 受伤机制
- 疼痛
- 功能情况

体格检查
- 掌指关节瘀斑
- 关节畸形
- 关节侧方压痛
- 水肿
- 疼痛

测量
- 关节活动度
- 结果测量
- 水肿测量
- 视觉模拟量表
- 感觉
- 疼痛水平

表 60.4　掌板损伤：近指间关节背侧脱位

	预防措施	矫正方法	康复练习	其他治疗
第 0~4 周	无受力	24 小时支具固定 近指间关节伸直位阻挡 支具矫正 阻挡伸直的近指间关节 角度取决于医生	3~5 次 / 天，重复 5~10 次 近指间关节完全屈曲 （主动关节运动 / 被 动关节运动） 近指间关节伸直受限于 支具限定的范围内	水肿治疗 瘢痕治疗 疼痛治疗 活动改变 指神经症状监测
第 5~6 周	无力量练习	白天 Buddy 绷带包扎 晚上支具矫正	3~5 次 / 天，重复 5~10 次 肌腱滑动 手指主动伸直活动（取 决于医生）	水肿治疗 瘢痕治疗 疼痛治疗 活动改变 指神经症状监测
第 7 周	不能用力抵抗 允许轻度抵抗	拆除支具	必要时继续肌腱滑动练习 轻度用力	水肿治疗 瘢痕治疗 疼痛治疗 活动改变 指神经症状监测
第 8 周	无限制	拆除支具	可忍受范围内的握 / 捏 练习	水肿治疗 瘢痕治疗 疼痛治疗 活动改变 指神经症状监测

注：引自 Good Shepherd Penn Partners, Philadelphia, Pennsylvania。

近指间关节掌侧脱位

病史

- 受伤日期
- 受伤机制
- 疼痛
- 功能情况

体格检查

- 掌指关节瘀斑
- 关节畸形
- 关节侧方压痛
- 水肿
- 疼痛

测量

- 关节活动度
- 结果评估
- 水肿测量
- 视觉模拟量表
- 感觉测量
- 疼痛水平

表 60.5　掌板损伤：近指间关节掌侧脱位

	预防措施	矫正方法	康复练习	其他治疗
第 0~4 周	无受力	24 小时戴支具 近指间关节伸直位槽型支具矫正 远指间关节无限制	3~5 次 / 天，重复 5~10 次 远指间关节屈曲和伸直	水肿治疗 瘢痕治疗 疼痛治疗 活动改变 指神经症状监测
第 5~6 周	无力量练习	白天动态近指间关节伸直位支具固定，只要保持伸直即可 晚上槽型支具固定	只要保持近指间关节伸直，动态伸直位支具时可使患者屈曲近指间关节	水肿治疗 瘢痕治疗 疼痛治疗 活动改变 指神经症状监测
第 7 周	不能用力抗阻力练习，允许轻微抗阻力 允许轻抵抗练习	白天放弃动态支具，只要保持近指间关节伸直即可 晚上继续手指槽型支具固定	在保持伸直时可逐渐增加手指屈曲 轻度用力	水肿治疗 瘢痕治疗 疼痛治疗 活动改变 指神经症状监测
第 8 周	无限制	停止所有支具	可忍受范围内的握 / 捏练习	水肿治疗 瘢痕治疗 疼痛治疗 活动改变 指神经症状监测

注：引自 Courtesy Good Shepherd Penn Partners, Philadelphia, Pennsylvania。

参考文献

[1] Belsky MR, Leibman M. Extra-articular hand fractures, Part II: therapist's management. In: Skerven TM, Osterman AL, Fedorczyk JM, Amadio PC, eds. Rehabilitation of the Hand and Upper Extremity. 6th ed. Philadelphia, PA: Mosby; 2011:377–385

[2] Blazar PE. Dislocations/instability. In: Beredjiklian PK, Bozentka DJ, eds. Review of Hand Surgery. Philadelphia, PA: Saunders; 2004:139-150

[3] Campbell PJ, Wilson RL. Management of joint injuries and intraarticular fractures. In: Hunter J, Mackin EJ, Callahan AD, Skirven TM, Schneider LH, Osterman AL, eds. Rehabilitation of the Hand and Upper Extremity. 5th ed. St Louis, MO: Mosby; 2002:382–395

[4] Gaffney Gallagher K, Blackmore SM. Extra-articular hand fractures and joint injuries, Part II: therapist's management. In: Skerven TM, Osterman AL, Fedorczyk JM, Amadio PC, eds. Rehabilitation of the Hand and Upper Extremity. 6th ed. Philadelphia, PA: Mosby; 2011:417–436

[5] Mannarino S. Skeletal injuries. In: Stanley BG, Tribuzi SM, eds. Concepts in Hand Rehabilitation. Philadelphia, PA: FA Davis; 1992:275–321

（郑有卯　译，张净宇　审校）

61
锁定钢板的原则

锁定钢板对比非锁定钢板：锁定钢板－螺钉系统的优点

锁定钢板－螺钉系统有以下几个优点：

- 锁定钢板－螺钉系统相对于传统钢板的优点在于，传统钢板需要预塑形，以适应骨的形态。如果不进行塑形，拧紧螺钉时，就会把骨拉向钢板，导致复位丢失。这方面锁定钢板－螺钉系统有优势，不需要预塑形。当螺钉拧紧时，不会把骨拉向钢板，而是螺钉锁定在钢板上，这样就可以固定骨折，不会导致复位丢失。

- 锁定钢板－螺钉系统另一个潜在的优势在于，它对其下方的骨皮质的血运破坏比传统钢板小。传统钢板是紧贴骨皮质的。

- 第三个优势是锁定螺钉不容易从钢板上松动。这意味着，即使螺钉进入了骨折端，也不会出现松动。同样，如果用锁定钢板固定移植骨块，在骨愈合过程中，螺钉也不会松动。如此一来，内固定松动导致的炎症反应的发生率就降低了。内固定松动引起的炎症反应可能导致感染。假如锁定钢板－螺钉系统发生了松动，那一定是所有锁定螺钉与钢板或者骨的界面都发生了松动。

- 锁定钢板－螺钉系统相对于传统钢板的稳定性更好。

钢板设计

2.0 mm 锁定钢板有四种厚度，带或不带中间桥（图 61.1）：

- 薄钢板
- 中等厚度钢板
- 厚钢板
- 增厚钢板

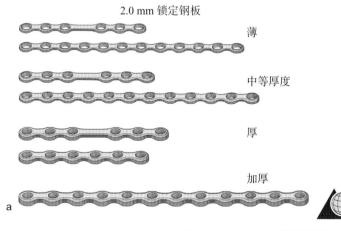

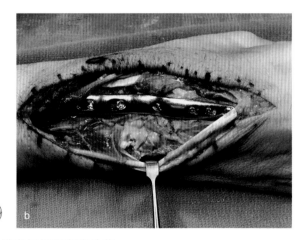

图 61.1 a. 2.0 mm 锁定钢板。b. 锁定钢板固定腕关节。

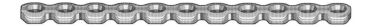

图 61.2 2.4 mm 锁定重建钢板。

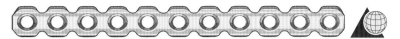

图 61.3 锁定螺钉的钉尾。

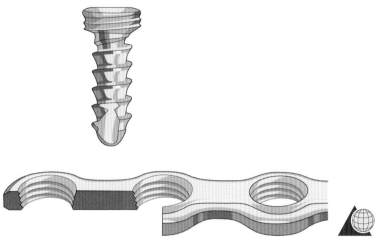

a

b

图 61.4 a. 拧入锁定螺钉。b. 拧入传统螺钉。

有多种形态的钢板，适用于各种临床需要。带螺纹的 2.0 mm 锁定钉尾呈锥形，可以以较小的角度拧入锁定螺钉，不需要锁定导向器。

2.4 mm 锁定重建钢板只有一种厚度（图 61.2），但有多种形态，以适应临床需要。

2.4 mm 锁定螺钉的钉尾是圆柱形的，因此需要锁定导向器以便螺钉垂直钢板拧入（图 61.3），不能以其他角度拧入。

锁定钢板上有对应的锁定螺纹。拧入螺钉时，钉尾的螺纹和钢板的螺纹相啮合（图 61.4a）。必要时，也可以在钉孔内以任意角度拧入非锁定螺钉（图 61.4b）。

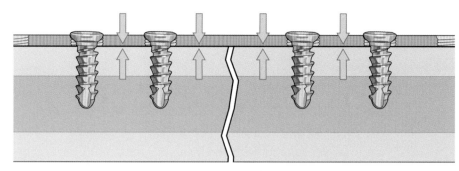

图 61.5　用传统钢板－螺钉系统固定骨折。

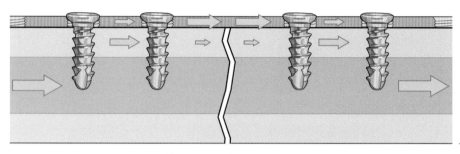

图 61.6　传统钢板－螺钉系统的应力传导。

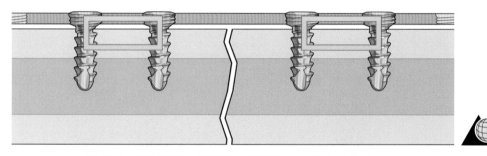

图 61.7　锁定钢板－螺钉系统的固定方式和应力传导。

生物力学

传统的钢板－螺钉系统在拧入螺钉时会在骨和钢板之间形成加压。这种加压会形成摩擦力，起到主要的稳定作用（图 61.5）。应力从骨传导到钢板，通过钢板跨过骨折端，再返回到骨。在传统钢板－螺钉系统，骨与钢板之间的摩擦力对于稳定骨折非常必要。

而在锁定钢板－螺钉系统中，螺钉锁定在钢板上，钢板不再与骨之间形成加压。这样对钢板下方骨的血运影响小。应力直接通过锁定螺钉从骨传导到钢板，跨过骨折端，再返回骨（图 61.6），不再靠钢板与骨之间的摩擦力维持稳定。

2.4 mm 锁定钢板－螺钉有足够的稳定性，不再依靠下方骨的完整性（骨承载）。骨折两端的螺钉分别锁定在钢板上（图 61.7），形成了一个稳定的、高强度的内固定支架。

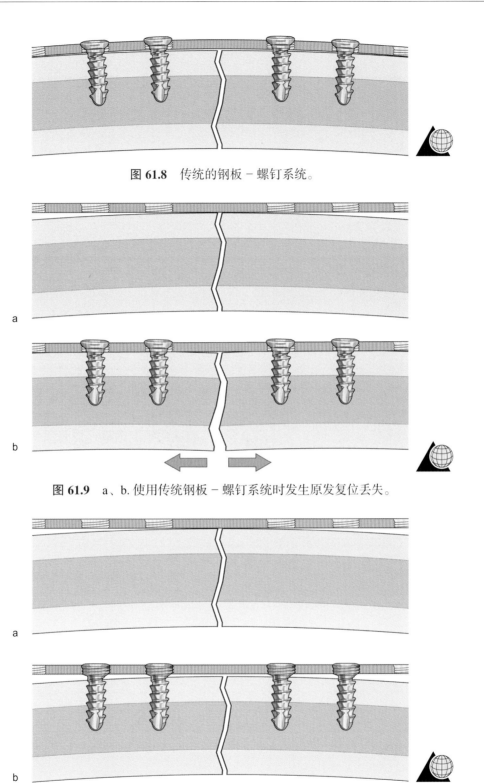

图 61.8 传统的钢板－螺钉系统。

图 61.9 a、b. 使用传统钢板－螺钉系统时发生原发复位丢失。

图 61.10 a、b. 锁定钢板－螺钉系统没有发生复位丢失。

原发复位丢失

使用传统钢板－螺钉系统时，需要将钢板预塑形，这非常关键（图 61.8）。钢板的形态要与骨面完全贴合，否则拧入螺钉时就会造成复位丢失（图61.9）。

图 61.9a 所示，钢板塑形不良。图 61.9b 显示当拧入螺钉时，骨被拉向钢板，导致复位丢失。当使用锁定钢板－螺钉系统时，钢板不需要很精确的预塑形。拧入螺钉时不会将骨拉向钢板，不会出现复位丢失（图 61.10）。

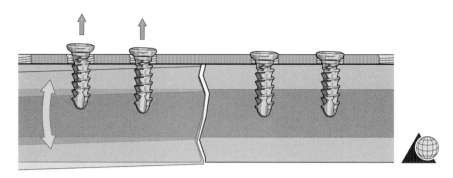

图 61.11   使用传统钢板－螺钉系统时，螺钉松动导致继发复位丢失（左）。

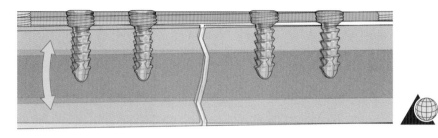

图 61.12   锁定钢板－螺钉系统很少出现螺钉松动。

继发复位丢失

使用传统钢板－螺钉系统时，螺钉松动会导致复位丢失（图 61.11）。

使用锁定钢板－螺钉系统时，由于螺钉尾与钢板锁定，很少出现螺钉松动（图 61.12）[①]。

（栗鹏程　译，白辉凯　审校）

---

① 本章图文经 AO 组织允许引自 AO Surgery Reference (www. aosurgery. org)。——编者注

第 7 部分

外伤的分型和分区

Classification and Zones of Injury

62

AO/ASIF 骨折分型

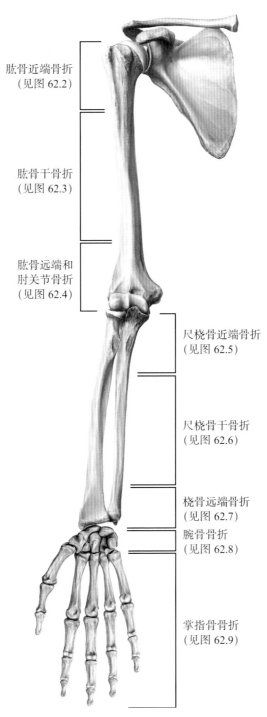

肱骨近端骨折
（见图 62.2）

肱骨干骨折
（见图 62.3）

肱骨远端和
肘关节骨折
（见图 62.4）

尺桡骨近端骨折
（见图 62.5）

尺桡骨干骨折
（见图 62.6）

桡骨远端骨折
（见图 62.7）

腕骨骨折
（见图 62.8）

掌指骨骨折
（见图 62.9）

图 **62.1** AO/ASIF 骨折分型。

肱骨近端骨折

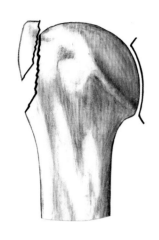

A1
大结节撕脱骨折

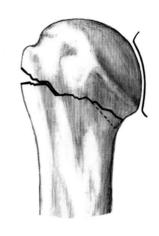

A2

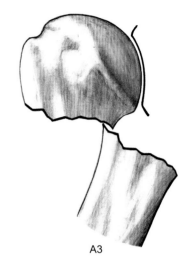

A3

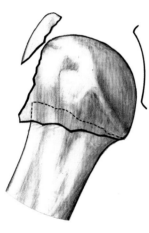

B1

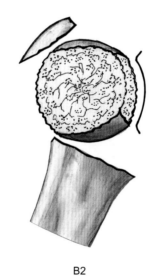

B2
简单三部分骨折

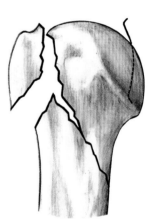

B3

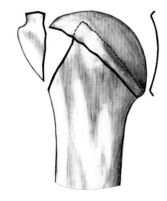

C1

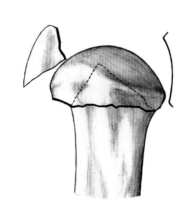

C2
复杂三部分骨折

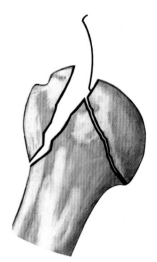

C3

图 **62.2** 肱骨近端骨折的 AO/ASIF 分型。

肱骨干骨折

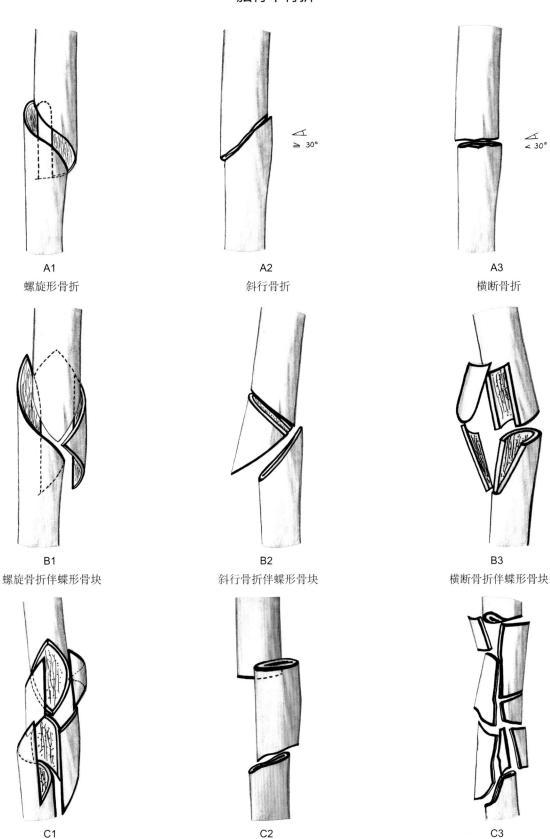

A1
螺旋形骨折

A2
斜行骨折

A3
横断骨折

B1
螺旋骨折伴蝶形骨块

B2
斜行骨折伴蝶形骨块

B3
横断骨折伴蝶形骨块

C1

C2

C3

多节段或粉碎性骨折

图 62.3　肱骨干骨折的 AO/ASIF 分型。

肱骨远端和肘关节骨折

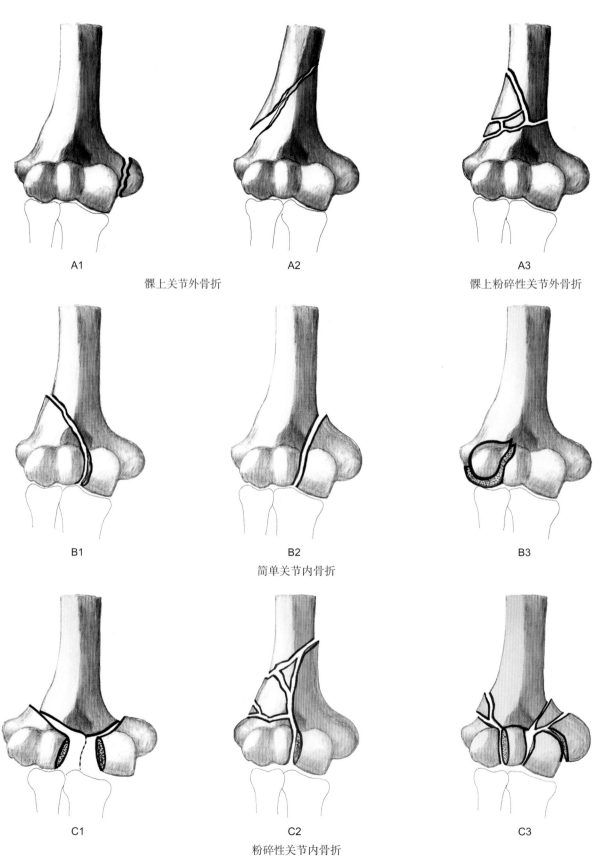

A1

A2

A3

髁上关节外骨折

髁上粉碎性关节外骨折

B1

B2

B3

简单关节内骨折

C1

C2

C3

粉碎性关节内骨折

图 62.4 肱骨远端和肘关节骨折的 AO/ASIF 分型。

尺桡骨近端骨折

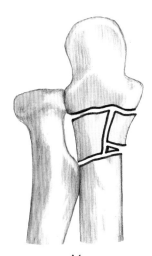

A1

尺骨关节外骨折

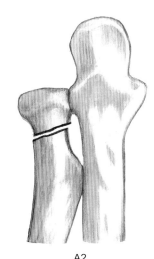

A2

桡骨头关节外骨折

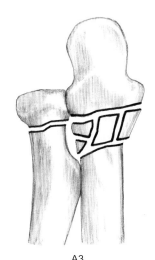

A3

尺桡骨关节外骨折

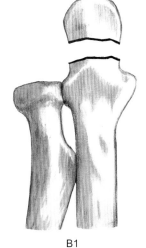

B1

简单尺骨鹰嘴骨折

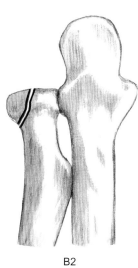

B2

桡骨头骨折

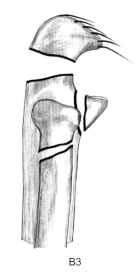

B3

尺骨鹰嘴骨折脱位伴桡骨头骨折

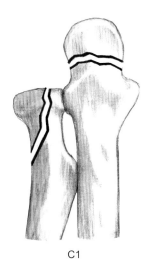

C1

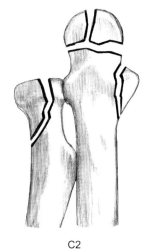

C2

粉碎性尺桡骨关节内骨折

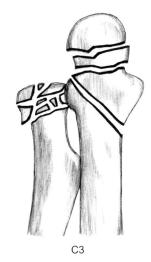

C3

图 62.5 尺桡骨近端的 AO/ASIF 分型。

尺桡骨干骨折

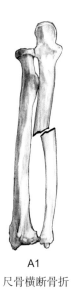

A1

尺骨横断骨折

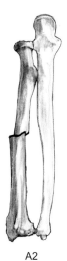

A2

桡骨横断骨折

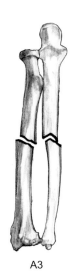

A3

前臂双骨折

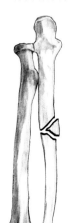

B1

尺骨骨折伴蝶形骨块

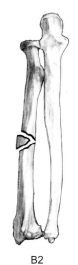

B2

桡骨骨折伴蝶形骨块

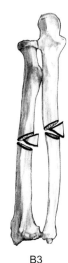

B3

前臂双骨折伴蝶形骨块

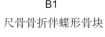

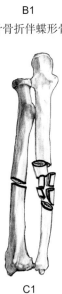

C1

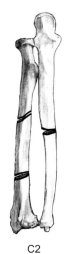

C2

前臂粉碎性骨折

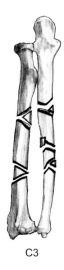

C3

图 62.6 尺桡骨干骨折的 AO/ASIF 分型。

桡骨远端骨折

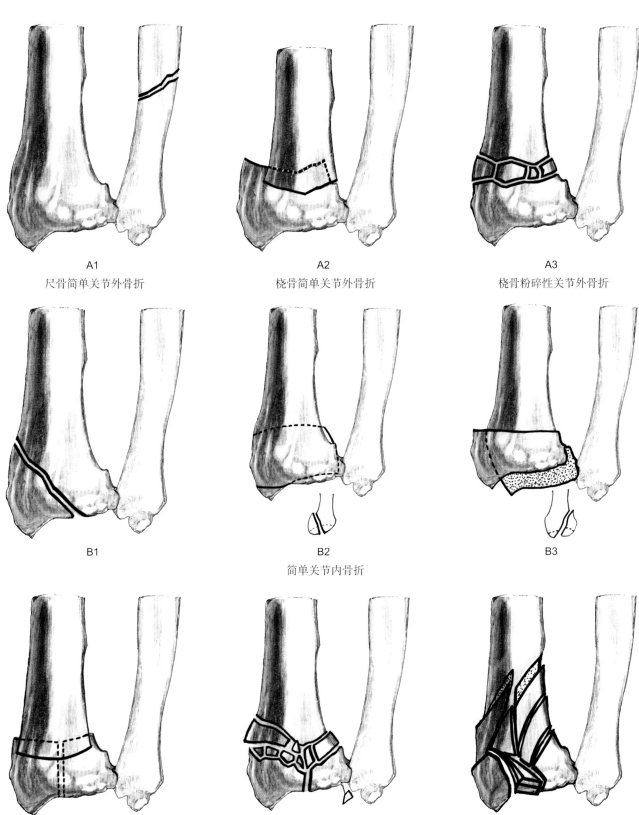

图 62.7 桡骨远端骨折的 AO/ASIF 分型。

腕骨骨折

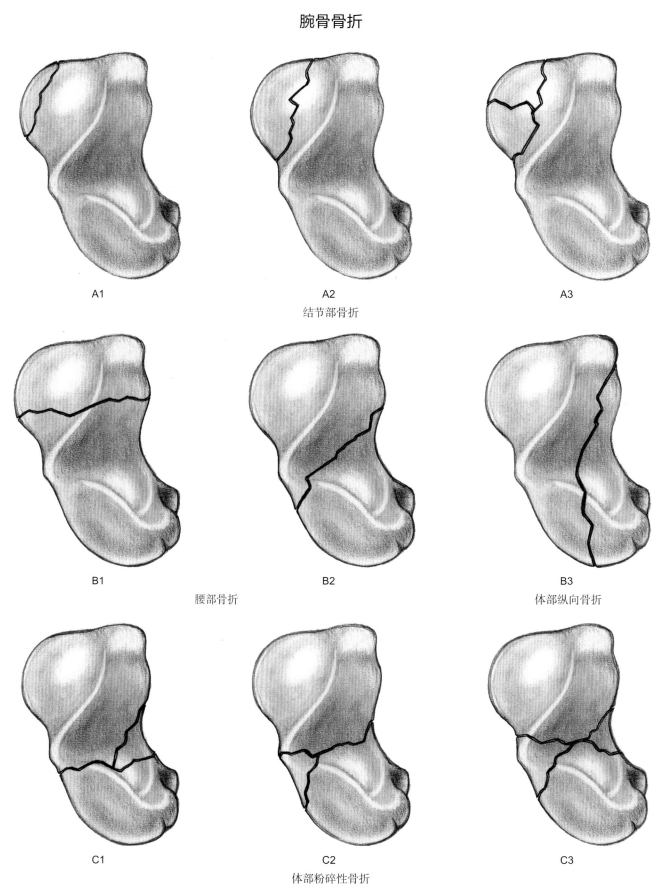

A1　　　　　　　　　　　A2　　　　　　　　　　　A3

结节部骨折

B1　　　　　　　　　　　B2　　　　　　　　　　　B3

腰部骨折　　　　　　　　　　　　　　　　　　　体部纵向骨折

C1　　　　　　　　　　　C2　　　　　　　　　　　C3

体部粉碎性骨折

图 62.8　腕骨骨折的 AO/ASIF 分型。

掌指骨骨折

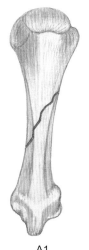

A1
骨干简单斜行骨折

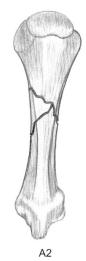

A2
骨干骨折伴蝶形骨块

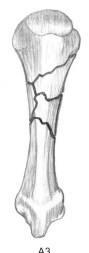

A3
骨干粉碎性骨折

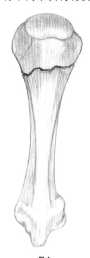

B1
干骺端简单斜行骨折

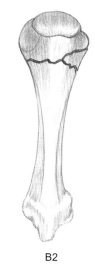

B2
干骺端骨折伴蝶形骨块

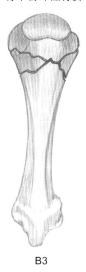

B3
干骺端粉碎性骨折

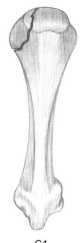

C1
单髁关节内骨折

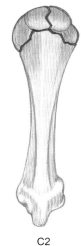

C2
双髁关节内骨折

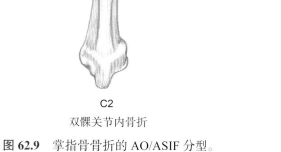

C3
粉碎性关节内骨折

图 62.9 掌指骨骨折的 AO/ASIF 分型。

（采鹏程 译，白辉凯 审校）

63
儿童骺板骨折的 Salter-Harris 分型

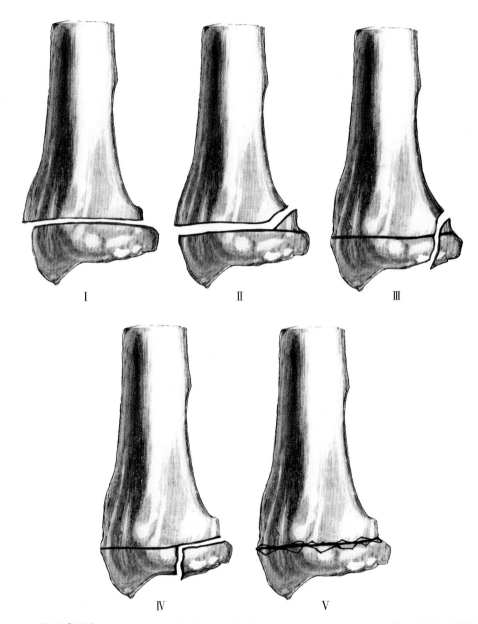

图 63.1　Salter-Harris 分型〔引自 Salter RB，Harris WR. Injuries involving the epiphyseal plate. Bone Joint J 1963; 45(3): 623-641〕。

　　I 型：损伤横向穿过骨骺（造成骨骺分离）。

　　II 型：沿骨骺的损伤，一边的干骺端带一个三角形骨块。

　　III 型：损伤不完全地横向通过骺线，穿过骺端进入关节（关节内骨折，不破坏骺板）。

　　IV 型：骺端垂直移位的关节内骨折，骨折线通过骺板。

　　V 型：骨骺压缩，不伴骨性的骨折。

（栗鹏程　译，白辉凯　审校）

64
神经损伤的分型

1951 年，Sunderland 将 Seddon 的周围神经损伤分类扩展为五个程度[①]。

Ⅰ度（Seddon Ⅰ型）：即 Seddon 的神经失用型。

Ⅱ度（Seddon Ⅱ型）：Seddon 的神经轴突中断型。

Ⅲ度（Seddon Ⅲ型）：包含在 Seddon 的神经断裂型中。Sunderland Ⅲ度是神经纤维断裂。在这类型的损伤中，神经内膜损伤，但束膜和外膜保持完整。Ⅲ型损伤有可能自发恢复，但可能需要手术干预。

Ⅳ度（Seddon Ⅲ型）：包含在 Seddon 的神经断裂型中。只有神经外膜保持完整。需要手术干预。

Ⅴ度（Seddon Ⅲ型）：包含在 Seddon 的神经断裂型中。神经完全断裂。不进行合理的神经修复手术就无法恢复。

表 64.1　神经损伤的 Mackinnon 分型

损伤程度	组织病理改变					Tinel 征	
	髓鞘	轴突	神经内膜	神经束膜	神经外膜	存在	向远端进展
Ⅰ 神经失用	±	−	−	−	−	−	
Ⅱ 轴索断裂	+	+	−	−	−	+	+
Ⅲ	+	+	+	−	−	+	+
Ⅳ	+	+	+	+	−	+	−
Ⅴ 神经断裂	+	+	+	+	+	+	−
Ⅵ 不同的神经纤维束有不同的病理改变						+	±

注：引自 Mackinnon SE. New directions in peripheral nerve surgery. Ann Plast Surg 1989;22(3):257-273。

（栗鹏程　译，白辉凯　审校）

---

① 引自 Sunderland S. A classification of peripheral nerve injuries producing of function. Brain 1951;74(4):491-561。

65
屈肌腱损伤的分区

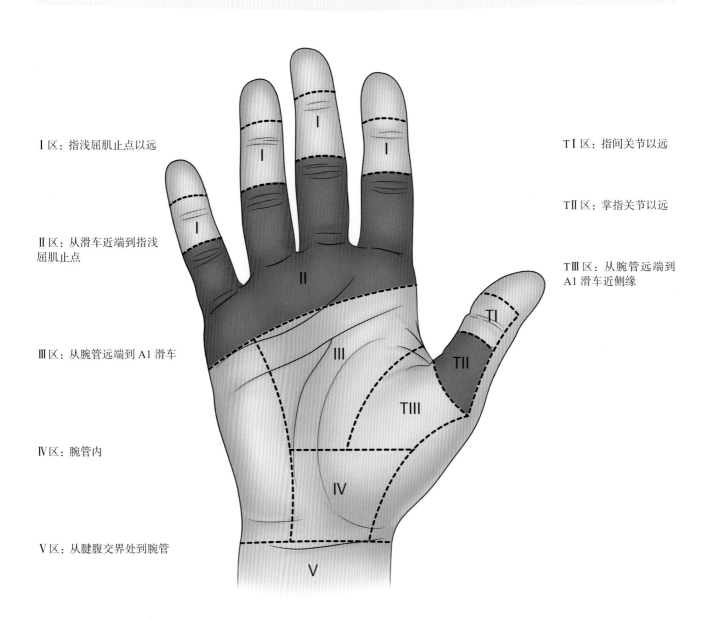

Ⅰ区：指浅屈肌止点以远

Ⅱ区：从滑车近端到指浅屈肌止点

Ⅲ区：从腕管远端到 A1 滑车

Ⅳ区：腕管内

Ⅴ区：从腱腹交界处到腕管

TⅠ区：指间关节以远

TⅡ区：掌指关节以远

TⅢ区：从腕管远端到 A1 滑车近侧缘

图 65.1 屈肌腱损伤的分区（引自 Kleinert HE, Schepel S, Gill T. Flexor tendon injuries. Surg Clin North Am 1981;61:267-286）。

（粟鹏程 译，白辉凯 审校）

66
伸肌腱损伤的分区

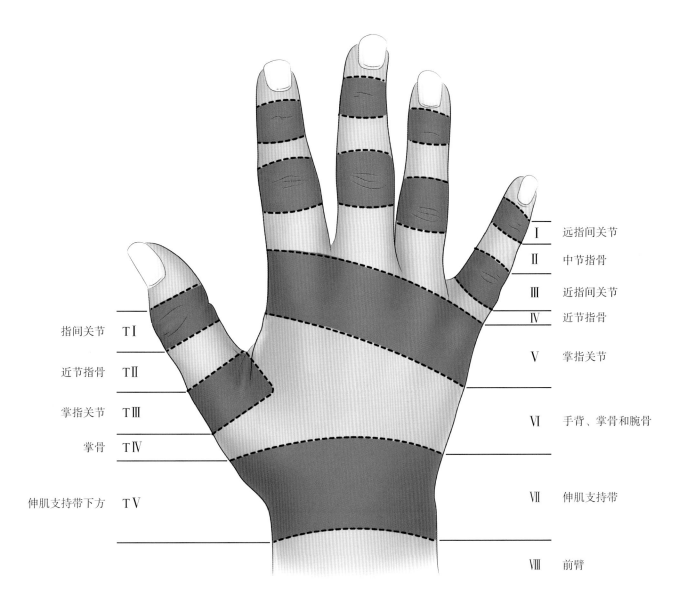

图 66.1　伸肌腱损伤的分区（引自 Kleinert HE, Schepel S, Gill T. Flexor tendon injuries. Surg Clin North Am 1981;61:267-286）。

（栗鹏程　译，白辉凯　审校）

67

腕关节不稳定

表 67.1　腕关节稳定性 Viegas 分型

Ⅰ. 尺侧月骨周围不稳定
　A. 一期：月三角骨间韧带部分或完全断裂（无中间体掌屈不稳定）
　B. 二期：月三角骨间韧带或掌侧月三角韧带完全断裂（动态中间体掌屈不稳定）
　C. 三期：二期加上背侧桡三角韧带断裂（静态中间体掌屈不稳定）
Ⅱ. 桡侧月骨周围不稳定
　A. 一期：舟月骨间韧带部分或完全断裂（无中间体背伸不稳定）
　B. 二期：舟月骨间韧带完全断裂加掌侧韧带变薄（动态中间体背伸不稳定）
　C. 三期：二期提到的所有韧带完全断裂加上背侧桡三角韧带断裂（静态中间体背伸不稳定）
　D. 四期：三期提到的所有韧带完全断裂（静态中间体背伸不稳定）
Ⅲ. 分离型损伤
　韧带损伤常发生在近排腕骨之间，也偶有发生在远排腕骨间和掌骨处，甚至发生在桡骨、尺骨处

注：引自 Viegas SF, Patterson RM, Peterson PD, et al. Ulnar-sided perilunate instability:an anotomic and biomechanic study. J Hand Surg Am 1990;15:268-278。

68
腕关节不稳定的 Mayo 分型

表 68.1　腕关节不稳定的 Mayo 分型

	类型、位置和命名	放射影像学图片
Ⅰ. CID	1.1 近排 CID	
	a. 不稳定型舟骨骨折	DISI
	b. 舟月骨分离	DISI
	c. 月骨三角骨分离	VISI
	1.2 远排 CID	
	a. 桡侧轴向断裂	RT，PT
	b. 尺侧轴向断裂	UT，PT
	c. 桡侧轴向及尺侧轴向复合断裂	
	1.3 复合型近排和远排 CID	
Ⅱ. CIND	2.1 桡舟关节 CIND	
	a. 掌侧韧带断裂	DISI，近排腕关节整体 UT，舟月间隙增宽的 UT
	b. 背侧韧带断裂	VISI，DT
	c. 继发桡侧骨不连、马德隆畸形、舟骨骨不连、月骨骨不连后	
	2.2 腕中关节 CIND	
	a. 掌侧韧带损伤后的尺侧 MCI	VISI
	b. 掌侧韧带损伤后的桡侧 MCI	VISI
	c. 掌侧韧带损伤后复合的尺桡侧 MCI	VISI
	d. 背侧韧带损伤后的 MCI	DISI
	2.3 桡舟关节 – 腕中关节 CIND	
	a. 骨折	VISI 和 DISI，交替
	b. 桡侧或中间韧带断裂	UT 伴随或不伴随 VISI 或 DISI
Ⅲ. CIC	a. 月骨周围韧带撕裂伴桡腕关节不稳定	DISI 和 UT
	b. 月骨周围韧带撕裂伴轴向不稳定	AxUI 和 UT
	c. 桡腕韧带撕裂伴轴向不稳定	AxRI 和 UT
	d. 合并 UT 的头月骨分离	DISI 和 UT
Ⅳ. 适应性腕关节	a. 桡骨远端骨折畸形愈合导致的错位	DISI 或 DT
	b. 舟骨骨折不愈合导致的错位	DISI
	c. 月骨骨折畸形愈合导致的错位	DISI 或 VISI
	d. 马德隆畸形导致的错位	UT，DISI，PT

注：CID，分离型腕关节不稳定；CIND，非分离型腕关节不稳定；CIC，复杂型腕关节不稳定；DISI，中间体背伸不稳定；VISI，中间体掌屈不稳定；RT，桡侧移位；UT，尺侧移位；PT，掌侧移位；DT，背侧移位；MCI，腕中关节不稳定；AxUI，尺侧轴向不稳定；AxRI，桡侧轴向不稳定。

引自 Carlsen BT, Shin AY. Wrist instability. Scand Surg 2008; 97(4):324-332.doi: 10.1177/145749690809700409。

69
创伤后关节炎

I 期

关节炎位于外侧（桡侧），舟骨和桡骨远端的桡骨茎突处。

II 期

关节炎累及全部的桡舟关节，且伴随桡舟关节的进行性改变（II A），或者继发舟骨－大多角骨－小多角骨关节炎（II B）。

III 期

关节炎累及舟骨周围，并累及桡舟关节、月头关节。

（白辉凯　译，黄建新　审校）

图片来源

第 1 部分　基本原则

[1] Adani R, Castagnetti C, Landi A. Degloving injuries of the hand and fingers. Clin Orthop Relat Res 1995;(314):19–25

[2] Biemer E. Experience in replantation surgery in the upper extremity. Ann Acad Med Singapore 1979;8(4):393–397

[3] Brown H. Closed crush injuries of the hand and forearm. Orthop Clin North Am 1970;1(2):253–259

[4] Büchler U. Traumatic soft-tissue defects of the extremities. Implications and treatment guidelines. Arch Orthop Trauma Surg 1990;109(6):321–329

[5] Chen SH, Wei FC, Noordhoff SM. Free vascularized joint transfers in acute complex hand injuries: case reports. J Trauma 1992;33(6):924–930

[6] Chow SP, So YC, Pun WK, Luk KD, Leong JC. Thenar crush injuries. J Bone Joint Surg Br 1988;70(1):135–139

[7] Cooney WP, Linscheid RL, Dobyns JH, eds. The Wrist—Diagnosis and Operative Treatment. St Louis, MO: CV Mosby;1988

[8] Garcia-Elias M, Abanco J, Salvador E, Sanchez R. Crush injury of the carpus. J Bone Joint Surg Br 1984;67(2):286–289

[9] Germann G, Harth A, Wind G, Demir E. [Standardisation and validation of the German version 2.0 of the Disability of Arm, Shoulder, Hand (DASH) questionnaire]. Unfallchirurg 2003;106(1):13–19

[10] Germann G, Karle B, Brüner S, Menke H. [Treatment strategy in complex hand injuries]. Unfallchirurg 2000;103(5):342–347

[11] Green DP. Operative Hand Surgery. 4th ed. New York, NY: Churchill Livingstone; 1988

[12] Heaps RJ, Levin LS. Hand fractures. In: Garrett WE, Speer KP, Kirkendall DT, eds. Principles and Practice of Orthopaedic Sports Medicine. Philadelphia, PA: Lippincott Williams & Wilkins; 2004

[13] Heitmann C, Patzakis MJ, Tetsworth K, Levin LS. Musculoskeletal sepsis: principles of treatment. AAOS Instructional Course Lecture 52. 2003;733–743

[14] Lerman OZ, Haddock N, Elliott RM, Foroohar A, Levin LS. Microsurgery of the upper extremity. J Hand Surg Am 2011;36(6):1092–1103

[15] Levin LS, Erdmann DE. Primary and secondary microvascular reconstruction of the upper extremity. Hand Clin 2001;17(3):447–455

[16] Lister G. The Hand: Diagnosis and Indications. 3rd ed. Edinburgh, UK: Churchill Livingstone; 1993

[17] Megerle K, Sauerbier M, Germann G. The evolution of the pedicled radial forearm flap. Hand 2010;5(1):37–42. doi:10.1007/s11552-009-9231-6

[18] Sherman R. The butterfly effect. Plast Reconstr Surg 2009;124(4):1357–1358. doi: 10.1097/PRS.0b013e3181b715c8

[19] Sherman R. To reconstruct or not to reconstruct? N Engl J Med 2002;347(24):1906–1907

[20] Sherman R, Rahban S, Pollak AN. Timing of wound coverage in extremity war injuries. J Am Acad Orthop Surg 2006;14(10):S57–S61

[21] Simpson SG. Farm machinery injuries. J Trauma 1984;24:150–152

[22] Weiland AJ, Villarreal-Rios A, Kleinert HE, Kutz J, Atasoy E, Lister G. Replantation of digits and hands: analysis of surgical techniques and functional results in 71 patients with 86 replantations. J Hand Surg 1977;2(1):1–12

第 2 部分　结构修复技术

[1] Beng HL, Tsai TS. The six strand technique for flexor tendon repair. In: Taras JS, Schneider LH, eds. Atlas of the Hand Clinics. Boston, MA: WB Saunders; 1996

[2] Bickert B, Heitmann CH, Germann G. Fibulo-scapho-lunate arthrodesis as a motion-preserving procedure after tumour resection of the distal radius. J Hand Surg Br 2002;27(6):573–576

[3] Bickert B, Sauerbier M, Germann G. Scapholunate ligament repair using the Mitek bone anchor. J Hand Surg Br 2000;25(2):188–192

[4] Bruner JM. The zig-zag volar digital incision for flexor-

tendon surgery. Plast Reconstr Surg 1976;40(6):571–574

[5] Bunnell S. Repair of tendons in fingers and description of two new instruments. Surg Gyn Obstet 1918;26:103–110

[6] Chen SH, Wei FC, Chen HC, Chuang CC, Noordhoff S. Miniature plates and screws in acute complex hand injury. J Trauma 1994;37(2):237–242

[7] Erdmann D, Garcia RM, Blueschke G, Brigman BE, Levin LS. Vascularized fibula-based physis transfer for pediatric proximal humerus reconstruction. Plast Reconst Surg 2013;132(2):281e–287e

[8] Fernandez DL, Jupiter JB. Fractures of the Distal Radius: A Practical Approach to Management. New York, NY: Springer-Verlag; 1996

[9] Heim U. [Indications and technique of AO osteosynthesis in the treatment of the fractures of the hand]. Acta Orthop Belg 1973;39(6):957–972

[10] Heitmann C, Erdmann D, Levin LS. Treatment of segmental defects of the humerus with an osteoseptocutaneous fibular transplant. J Bone Joint Surg Am 2002;84(12):2216–2223

[11] Herbert TJ, Fischer WE, Leicester AW. The Herbert bone screw: a ten year perspective. J Hand Surg Br 1992; 17(4):415–419

[12] Kessler I. The "grasping" technique for tendon repair. Hand 1973;5(3):253–255

[13] Kirchmayr L. Zur Technik der Sehnennaht. Zbl Chir 1917; 44:906–907

[14] Küntscher M, Tränkle M, Sauerbier M, Germann G, Bickert B. [Management of proximal scaphoid bone pseudoarthroses and fractures with the mini-Herbert screw via a dorsal approach]. Unfallchirurg 2001; 104(9):813–819

[15] Küntscher MV, Schäfer DJ, Germann G, Siebert HR. [Metacarpal fractures: treatment indications and options. Results of a multicenter study]. Chirurg 2003;74(11):1018–1025

[16] O'Brien BM. Replantation and reconstructive microvascular surgery. Part II. Ann R Coll Surg Engl 1976; 58(3):171–182

[17] Ohlbauer M, Sauerbier M, Heitmann C, Germann G. [Improved outcome of nerve injuries in the upper extremity]. Nervenarzt 2006;77(8):922–930

[18] Pulvertaft RG. Reconstruction of the mutilated hand. Erik Moberg Lecture 1977. Scand J Plast Reconstr Surg 1977;11(3):219–224

[19] Saffer P. Carpal Injuries: Anatomy, Radiology, Current Treatment. New York, NY: Springer-Verlag; 1991

[20] Sauerbier M, Tränkle M, Linsner G, Bickert B, Germann G. Midcarpal arthrodesis with complete scaphoid excision and interposition bone graft in the treatment of advanced carpal collapse (SNAC/SLAC wrist): operative technique and outcome assessment. J Hand Surg Br 2000;25(4):341–345

[21] Scheufler O, Andresen R, Radmer S, Erdmann D, Exner K, Germann G. Hook of hamate fractures: critical evaluation of different therapeutic procedures. Plast Reconstr Surg 2005;115(2):488–497

[22] Strickland JW. Results of flexor tendon surgery in zone II. Hand Clin 1985;1(1):167–179

[23] Tintle SM, Levin LS. The reconstructive microsurgery ladder in orthopaedics. Injury 2013;44(3):376–385

[24] Verdan C. Tendon Surgery of the Hand. Edinburgh, UK: Churchill Livingstone; 1979

[25] Yajima H, Inada Y, Shono M, Tamai S. Radial forearm flap with vascularized tendons for hand reconstruction. Plast Reconstr Surg 1967;98(2):328–333

第 3 部分　治疗流程

[1] Atasoy E, O'Neill WL. Local flap coverage about the hand. In: Levin LS, Germann G, eds. Atlas of the Hand Clinics. Vol 3. Philadelphia, PA: WB Saunders; 1998

[2] Baccarani A, Follmar KE, De Santis G, et al. Free vascularized tissue transfer to preserve upper extremity amputation levels. Plast Reconstr Surg 2007; 120(4):971–981

[3] Chen CL, Chiu HY, Lee JW, Yang JT. Arterialized tendocutaneous venous flap for dorsal finger reconstruction. Microsurgery 1994;15(12):886–890

[4] Germann G, Levin S. Intrinsic flaps in the hand: new concepts in skin coverage. Tech Hand Up Extrem Surg 1997;1(1):48–61

[5] Germann G, Rudolf KD, Levin LS, Hrabowski M. Fingertip and thumb tip wounds: changing algorithms for sensation, aesthetics, and function. J Hand Surgery Am 2017;42(4):274–284

[6] Heitmann C, Levin LS. Alternatives to thumb replantation. Plast and Reconstr Surg 2001;110(6): 1492–1503

[7] Levin LS. Vascularized bone grafting. In: Volgas DA, Harder Y. AO Manual of Soft-Tissue Management in Orthopaedic Trauma. AO Foundation

[8] Levin LS, Boyer MI, Bozentka DJ, et al. Skin and soft tissue. In: Hammert WC, Boyer MI, Bozentka DJ, Calfee RP, eds. ASSH Manual of Hand Surgery. Philadelphia, PA: Lippincott Williams & Wilkins; 2010

[9] Megerle K, Keutgen X, Müller M, Germann G, Sauerbier M. Treatment of scaphoid non-unions of the proximal third with conventional bone grafting and mini-Herbert screws: an analysis of clinical and radiological results. J Hand Surg Eur 2008;33(2):179–185. doi:10.1177/1753193408087030

[10] Millesi H. Brachial plexus injuries. Nerve grafting. Clin Orthop Relat Res 1988;(237):36–42

[11] Morrison WA, O'Brien BM, MacLeod AM. Thumb reconstruction with a free neurovascular wrap-around flap from the big toe. J Hand Surg Am 1980;5(6):575–577

[12] Müller M, Germann G, Sauerbier M. Minimal invasive screw fixation and early mobilization of acute scaphoid fractures in the middle third: operative technique and early functional outcome. Tech Hand Up Extrem Surg 2008;12(2):107–113

[13] Ong YS, Levin LS. Hand infections. Plast Reconstr Surg 2009;124(4):225e–233e

[14] Pestana IA, Coan B, Erdmann D, Marcus J, Levin L, Zenn MR. Early experience with fluorescent angiography in free-tissue transfer reconstruction. 2009; 123(4):1239–1244

[15] Rockwell WB, Lister GD. Soft tissue reconstruction. Coverage of hand injuries. Orthop Clin North Am 1993;24(3):411–424

[16] Sauerbier M, Bickert B, Tränkle M, Kluge S, Pelzer M, Germann G. [Surgical treatment possibilities of advanced carpal collapse (SNAC/SLAC wrist)]. Unfallchirurg 2000;103(7):564–571

[17] Shibu MM, Tarabe MA, Graham K, Dickson MG, Mahaffey PJ. Fingertip reconstruction with a dorsal island homodigital flap. Br J Plast Surg 1997;50(2):121–124

[18] Stice RC, Wood MB. Neurovascular island skin flaps in the hand: functional and sensibility evaluations. Microsurgery 1987;8(3):162–167

[19] Tsai TM, Matiko JD, Breidenbach W, Kutz JE. Venous flaps in digital revascularization and replantation. J Reconstr Microsurg 1987;3(2):113–119

[20] Tubiana R, Duparc J. Restoration of sensibility in the hand by neurovascular skin island transfer. J Bone Joint Surg Br 1961;43(3):474–480

[21] Zalavras CG, Patzakis MJ, Holtom PD, Sherman R. Management of open fractures. Infect Dis Clin North Am 2005;19(4):915–929

第 4 部分　临床病例

[1] Altintas AA, Altintas MA, Gazyakan E, Gohla T, Germann G, Sauerbier M. Long-term results and the disabilities of the arm, shoulder, and hand score analysis after modified Brooks and D'Aubigne tendon transfer for radial nerve palsy. J Hand Surg Am 2009;34(3):474–478. doi:10.1016/j.jhsa.2008.11.012

[2] Barisoni D, Bortolani A, Sanna A, Lorenzini M, Governa M. Free flap cover of acute burns and post-burn deformity. Eur J Plast Surg 1996;19(5):257–261

[3] Baumeister S, Germann G, Dragu A, Tränkle M, Sauerbier M. [Functional results after proximal row carpectomy (PRC) in patients with SNAC-/ SLAC-wrist stage II]. Handchir Mikrochir Plast Chir 2005;37(2):106–112. doi:10.1055/s-2004-830435

[4] Baumeister S, Köller M, Dragu A, Germann G, Sauerbier M. Principles of microvascular reconstruction in burn and electrical burn injuries. Burns 2005; 31(1):92–98

[5] Dacho A, Grundel J, Harth A, Germann G, Sauerbier M. [Functional outcome after midcarpal arthrodesis in the treatment of advanced carpal collapse (SNAC-/ SLACwrist)]. Handchir Mikrochir Plast Chir 2005;37(2):119–125

[6] Germann G, Funk H, Bickert B. The fate of the dorsal metacarpal arterial system following thermal injury to the dorsal hand: a Doppler sonographic study. J Hand Surg Am 2000; 25(5):962–968

[7] Giessler GA, Leopold A, Germann G, Heitmann C. [Blast injuries of the hands. Patterns of trauma and plastic surgical treatment]. Unfallchirurg 2006;109(11): 956–963

[8] Gregory H, Pelzer M, Gazyakan E, Sauerbier M, Germann G, Heitmann C. [Experiences with the distally based dorsal metacarpal artery (DMCA) flap and its variants in 41 cases]. Handchir Mikrochir Plast Chir 2006;38(2):75–81

[9] Isaacs J, Levin LS. Pedicled and free tissue transfer for the treatment of recalcitrant neuralgia. Am Soc Surg Hand 2008;509–520

[10] Kremer T, Sauerbier M, Trankle M, Dragu A, Germann

G, Baumeister S. Functional results after proximal row carpectomy to salvage a wrist. Scand J Plast Reconstr Surg Hand Surg 2008;42(6):308–312. doi:10.1080/02844310802393990

[11] Levin LS. Cutaneous tumors of the hand: Hand Surgery Update. Am Acad Orthop Surg 1999;359-368

[12] Levin LS, Allen DM. Digital replantation including postoperative care. Tech Hand Up Extrem Surg 2002;6(4):171–177

[13] Levin LS, Heitmann C. Applications of the vascularized fibula for the upper extremity reconstruction. Tech Hand Up Extrem Surg 2003;7(1):12–17

[14] Levin LS, Rozell JC, Pulos N. Distal radius fractures in the elderly. J Am Acad Orthop Surg 2017;25(3):179–187

[15] Megerle K, Bertel D, Germann G, Lehnhardt M, Hellmich S. Long-term results of dorsal intercarpal ligament capsulodesis for the treatment of chronic scapholunate instability. J Bone Joint Surg Br 2012;94(12):1660–1665. doi:10.1302/0301-620X.94B12.30007

[16] Ray EC, Sherman R, Stevanovic M. Immediate reconstruction of a nonreplantable thumb amputation by great toe transfer. Plast Reconstr Surg 2009;123(1):259–267. doi:10.1097/PRS.0b013e3181934715

[17] Sauerbier M, Kluge S, Bickert B, Germann G. Subjective and objective outcomes after total wrist arthrodesis in patients with radiocarpal arthrosis or Kienböck's disease. Chir Main 2000;19(4):223–231

[18] Vetter M, Germann G, Bickert B, Sauerbier M. Current strategies for sarcoma reconstruction at the forearm and hand. J Reconstr Microsurg 2010;26(7):455–60. doi:10.1055/s-0030-1254229

[19] Walsh M, Levin LS. Composite free tissue transfer/toe to hand. In: Rayan GM, Chung KC. Flap Reconstruction of the Upper Extremity: A Master Skills Publication. 2009, American Society for Surgery of the Hand

[20] Zenn MR, Levin LS. Multiple digit replantation. In: Weinzweig N, Weinzweig J. The Mutilated Hand. Elsevier; 2005

第 5 部分　皮瓣篇——要点与失误防范

[1] Abdul-Hassan HS, von Drasek Ascher G, Acland RD. Surgical anatomy and blood supply of the fascial layers of the temporal region. Plast Reconstr Surg 1986;77(1):17–28

[2] Atasoy E. Reversed cross-finger subcutaneous flap. J Hand Surg Am 1982;7(5):481–483

[3] Atasoy E, Loakimidis E, Kasdan ML, Kutz JE, Kleinert HE. Reconstruction of the amputated finger tip with a triangular volar flap. A new surgical procedure. J Bone Joint Surg Am 1970;52(5):921–926

[4] Baumeister S, Menke H, Wittemann M, Germann G. Functional outcome after the Moberg advancement flap in the thumb. J Hand Surg Am 2002;27(1):105–114

[5] Braun RM, Rechnic M, Neill-Cage DJ, Schorr RT. The retrograde radial fascial forearm flap: surgical rationale, technique, and clinical application. J Hand Surg Am 1995;20(6):915–922

[6] Cronin TD. The cross finger flap: a new method of repair. Am Surg 1951;17(5):419–425

[7] Daniel RK, Taylor GI. Distant transfer of an island flap by microvascular anastomoses. A clinical technique. Plast Reconstr Surg 1973;52(2):111–117

[8] Dos Santos LF. The vascular anatomy and dissection of the free scapula flap. Plast Reconst Surg 1984;73(4):599–604

[9] Earley MJ, Milner RH. Dorsal metacarpal flaps. Br J Plast Surg 1987;40:333–341

[10] Fischer JP, Elliott RM, Kozin SH, Levin LS. Free function muscle transfers for upper extremity reconstruction: a review of indications, techniques, and outcomes. J Hand Surg Am 2013;38(12):2485–2490. doi:10.1016/j.jhsa.2013.03.041

[11] Flügel A, Kehrer A, Heitmann C, Germann G, Sauerbier M. Coverage of soft-tissue defects of the hand with free fascial flaps. Microsurgery 2005;25(1):47–53

[12] Foucher G, Braun JB. A new island flap transfer from the dorsum of the index to the thumb. Plast Reconstr Surg 1979;63(3):344–349

[13] Gang RK. The Chinese forearm flap in reconstruction of the hand. J Hand Surg Br 1990;15(1): 84–88

[14] Geissendörffer H. [Thoughts on fingertip plasty—first description of a lateral V-Y flap]. Zbl Chir 1943;70:1107–1108

[15] Germann G, Biedermann N, Levin LS. Intrinsic flaps in the hand. Clin Plast Surg 2011;38(4): 729–738. doi:10.1016/j. cps.2011.07.007

[16] Germann G, Bruener S. Free flap coverage of palmar hand wounds. Tech Hand Up Extrem Surg 2000; 4(4):272–281

[17] Germann G, Rütschle S, Kania N, Raff T. The reverse pedicle heterodigital cross-finger island flap. J Hand Surg Br 1997;22(1):25–29

[18] Germann G, Sauerbier M, Steinau HU, Wood MB. Reverse segmental pedicled ulna transfer as a salvage procedure in wrist fusion. J Hand Surg Br 2001; 26(6):589–592

[19] Germann G, Steinau HU. Functional soft-tissue coverage in skeletonizing injuries of the upper extremity using the ipsilateral latissimus dorsi myocutaneous flap. Plast Reconstr Surg 1995;96(5):1130–1135

[20] Giessler GA, Bickert B, Sauerbier M, Germann G. [Free microvascular fibula graft for skeletal reconstruction after tumor resections in the forearm—experience with five cases]. Handchir Mikrochir Plast Chir 2004; 36(5):301–307

[21] Giessler GA, Schmidt AB, Germann G, Pelzer M. The role of fabricated chimeric free flaps in reconstruction of devastating hand and forearm injuries. J Reconstr Microsurg 2011; 27(9):567–573. doi:10.1055/s-0031-1287672

[22] Heitmann C, Higgins LD, Levin LS. Treatment of deep infections of the shoulder with pedicled myocutaneous flaps. J Shoulder Elbow Surg 2004;13(1):13–17

[23] Hrabowski M, Kloeters O, Germann G. Reverse homodigital dorsoradial flap for thumb soft tissue reconstruction: surgical technique. J Hand Surg Am 2010; 35(4):659–662. doi:10.1016/j.jhsa.2010.01.013

[24] Katsaros I, Schusterman M, Beppu M, Banis JC, Acland RC. The lateral upper arm flap: anatomy and clinical applications. Ann Plast Surg 1984;12(6):489–500

[25] Kazmers NH, Thibaudeau S, Steinberger Z, Levin LS. Upper and lower extremity reconstructive applications utilizing free flaps from the medial genicular arterial system: a systematic review. Microsurgery 2016. doi:10.1002/micr.30138

[26] Kremer T, Bickert B, Germann G, Heitmann C, Sauerbier M. Outcome assessment after reconstruction of complex defects of the forearm and hand with osteocutaneous free flaps. Plast Reconstr Surg 2006;118(2): 443–454;discussion 455–456

[27] Küntscher MV, Erdmann D, Strametz S, Sauerbier M, Germann G, Levin LS. [The use of fillet flaps in upper extremity and shoulder reconstruction]. Chirurg 2002;73(10):1019–1024

[28] Kutler W. A new method for finger tip amputation. J Am Med Assoc 1947;133(1):29 Levin LS, Erdmann D, Germann G. The use of fillet flaps in upper extremity reconstruction. J Hand Surg Am 2002;2(1):39–44

[29] Manktelow RT, McKee NH. Free muscle transplantation to provide active finger flexion. J Hand Surg Am 1978;3(5):416–426

[30] Maruyama Y. The reverse dorsal metacarpal flap. Br J Plast Surg 1990;43(1):24–27

[31] McGregor IA, Jackson IT. The groin flap. Br J Plast Surg 1972;25(1):3–16

[32] Moberg E. Aspects of sensation in reconstructive surgery of the upper extremity. J Bone Joint Surg Am 1964;46:817–825

[33] Nassif TM, Vidal L, Bovet JL, Baudet J. The parascapular flap: a new cutaneous microsurgical free flap. Plast Reconst Surg 1982;69(4):591–600

[34] Pelzer M, Reichenberger M, Germann G. Osteoperiosteal-cutaneous flaps of the medial femoral condyle: a valuable modification for selected clinical situations. J Reconstr Microsurg 2010;26(5):291–294. doi:10.1055/s-0030-1248239

[35] Pelzer M, Sauerbier M, Germann G, Tränkle M. Free "kite" flap: a new flap for reconstruction of small hand defects. J Reconstr Microsurg 2004;20(5):367–372

[36] Quaba AA, Davison PM. The distally-based dorsal hand flap. Br J Plast Surg 1990;43(1):28–29

[37] Rousell AR, Davies DM, Eisenberg N, Taylor GI. The anatomy of the subscapular- thoracodorsal arterial system: study of 100 cadaver dissections. Br J Plast Surg 1987;37(4):574–576

[38] Sauerbier M, Germann G, Giessler GA, Sedigh Salakdeh M, Döll M. The free lateral arm flap—a reliable option for reconstruction of the forearm and hand. Hand 2012;7(2):163–171. doi:10.1007/s11552-012-9395-3

[39] Taylor GI. The current status of free vascularized bone grafts. Clin Plast Surg 1983;10(1):185–209

[40] Tränkle M, Sauerbier M, Heitmann C, Germann G. Restoration of thumb sensibility with the innervated first dorsal metacarpal artery island flap. J Hand Surg Am 2003;28(5):758–766.

[41] Tranquilli-Leali LE. Ricostruzione dell'apice delle falangi ungueali mediante autoplastica volare peduncolata per scorrimento. Infort Trauma Lavoro 1935;1:186–193

[42] Venkataswami R, Subramanian N. Oblique triangular flap: a new method of repair for oblique amputation of the fingertip and thumb. Plast Reconstr Surg 1980;66(2):296–300

[43] Walsh M, Levin LS. Gracilis free flap. In: Rayan GM,

Chung KC. Flap Reconstruction of the Upper Extremity: A Master Skills Publication. 2009, American Society for Surgery of the Hand

[44] Wang HT, Erdmann D, Fletcher JW, Levin LS. Anterolateral thigh flap technique in hand and upper extremity reconstruction. Tech Hand Up Extrem Surg 2004;8(4):257–261

[45] Zancolli EA, Angrigiani C. Posterior interosseous island forearm flap. J Hand Surg Br 1988;13(2):130–135

第 6 部分　康复方案

[1] AO Foundation. Locking Plate Principles. In AO Surgery Reference. www.aosurgery.org

[2] Carlsen BT, Shin AY. Wrist instability. Scand J Surg 2008;97(4):324—332. doi:10.1177/145749690809700409

[3] Giessler GA, Przybilski M, Germann G, Sauerbier M, Megerle K. Early free active versus dynamic extension splinting after extensor indicis proprius tendon transfer to restore thumb extension: a prospective randomized study. J Hand Surg Am 2008;33(6):864–868. doi:10.1016/j.jhsa.2008.01.028

[4] Levin LS. Early versus delayed closure of open fractures. Injury 2007;38(8):896–899

[5] Mackinnon SE. New directions in peripheral nerve surgery. Ann Plast Surg 1989;22(3):257–273

[6] Megerle K, Przybilski M, Sauerbier M, Germann G, Giessler GA. [Early active motion after transfer of the extensor indicis tendon—a randomised prospective trial]. Handchir Mikrochir Plast Chir 2008;40(3):156–

159. doi:10.1055/s-2007-965140

[7] Salter RB, Harris WR. Injuries involving the epiphyseal plate. J Bone Joint Surg Am April 1963 45-A(3): 587

[8] Skirven TM, Osterman AL, Fedorczyk J, Amadio PC. Rehabilitation of the Hand and Upper Extremity, 6th ed. St Louis, MO: Mosby–Year Book; 2001

[9] Smith PJ. Lister's The Hand: Diagnosis and Indications. 4th ed. Edinburgh, UK: Churchill Livingstone; 2001

[10] Sunderland S. A classification of peripheral nerve injuries producing loss of function. Brain 1951; 74(4):491–516

[11] Viegas SF, Patterson RM, Peterson PD, et al. Ulnar-sided perilunate instability: an anatomic and biomechanic study. J Hand Surg Am 1990;15(2):268–278

第 7 部分　外伤的分型和分区

[1] Brüner S, Wittemann M, Jester A, Blumenthal K, Germann G. Dynamic splinting after extensor tendon repair in zones V to VII. J Hand Surg Br 2003; 28(3):224–227

[2] Germann G, Wagner H, Blome-Eberwein S, Karle B, Wittemann M. Early dynamic motion versus postoperative immobilization in patients with extensor indicis proprius transfer to restore thumb extension: a prospective randomized study. J Hand Surg Am 2001;26(6):1111–1115

[3] Küntscher M, Blazek J, Brüner S, Wittemann M, Germann G. [Functional bracing after operative treatment of metacarpal fractures]. Unfallchirurg 2002;105(12):1109–1114

术语缩写词

ABD	外展	DISI	中间体背伸不稳定
ADD	内收	DMCA	掌背动脉
ADL	日常生活活动	DMSO	二甲基亚砜
ADM	小趾展肌	DT	背侧移位
AIN	骨间前神经	ECRB	桡侧腕短伸肌
ALT	股前外侧	ECRL	桡侧腕长伸肌
AMT	股前内侧	ECU	尺侧伸腕肌
AO/ASIF	国际内固定研究学会	EDC	指总伸肌
APB	拇短展肌	EDM	小指伸肌
APL	拇长展肌	EDQ	小指固有伸肌
AR	桡侧轴向	EI	示指伸肌
AROM	主动活动度	EIP	示指固有伸肌
AU	尺侧轴向	EMG	肌电图
AxRI	桡侧轴向不稳定	EPB	拇短伸肌
AxUI	尺侧轴向不稳定	EPL	拇长伸肌
BR	肱桡肌	FCR	桡侧腕屈肌
CIC	复杂型腕关节不稳定	FCU	尺侧腕屈肌
CID	分离型腕关节不稳定	FDP	指深屈肌
CIND	非分离型腕关节不稳定	FDS	指浅屈肌
CMC	腕掌关节	FPB	拇短屈肌
CPM	持续被动运动	FPL	拇长屈肌
CRP	C反应蛋白	FTSG	全厚皮片移植
CT	计算机断层扫描	FMC	精细协调动作
DBS	背侧阻挡夹板	ICAM	即时控制主动运动
DD	鉴别诊断	ICG	吲哚菁绿
DIEP	腹壁下动脉穿支皮瓣	IP	指间关节
DIP	远指间关节	IV	静脉注射

K-wire	克氏针	RMO	相对运动矫正法
LT	月三角骨	ROM	活动范围
MCI	腕中关节不稳定	RT	桡侧移位
MP	掌指关节	SL	舟月骨
MRI	磁共振成像	SLAC	舟月骨进行性塌陷
MVA	机动车事故	SNAC	舟骨不愈合进行性塌陷
OR	手术室	STSG	中厚皮片移植
ORIF	切开复位内固定	STT	舟骨－大多角骨－小多角骨关节
PA	后前位	TBSA	体表总面积
PET	正电子发射计算机断层扫描	TFCC	三角纤维软骨复合体
PGA	聚乙醇酸	TFL	阔筋膜张肌
PIN	骨间背神经	TGE	肌腱滑动锻炼
PIP	近指间关节	TH	三角骨钩骨
PL	掌长肌	TPF	颞顶筋膜
PROM	关节被动活动度	UMCI	尺侧腕中关节不稳定
PT	掌侧移位（腕关节不稳）	UT	尺侧移位
PT	物理治疗	VISI	中间体掌屈不稳定
PT	旋前圆肌	WBC	白细胞（计数）
RMCI	桡腕关节不稳定	WHO	腕－手矫正法

注：本书索引见上海科学技术出版社官网。